北京大学医学人文学院
中国人体健康科技促进会
医学人文与医院管理专业委员会

医学人文与医院管理译丛

患者安全

严重医疗不良事件的调查与报告

原　著　[英] Russell Kelsey　　　主译　王　岳　宋奇繁

PATIENT

SAFETY

Investigating and Reporting Serious
Clinical Incidents

科学普及出版社
·北京·

图书在版编目（CIP）数据

患者安全：严重医疗不良事件的调查与报告 /（英）拉塞尔·凯尔西 (Russell Kelsey) 原著；王岳，宋奇繁主译 . — 北京：科学普及出版社，2023.1

书名原文：Patient Safety: Investigating and Reporting Serious Clinical Incidents

ISBN 978-7-110-10450-7

Ⅰ.①患… Ⅱ.①拉…②王…③宋… Ⅲ.①医疗事故—事故分析—调查报告 Ⅳ.① R417

中国版本图书馆 CIP 数据核字 (2022) 第 094026 号

著作权合同登记号：01-2022-2985

策划编辑	宗俊琳　王　微
责任编辑	方金林
装帧设计	佳木水轩
责任印制	徐　飞

出　　版	科学普及出版社
发　　行	中国科学技术出版社有限公司发行部
地　　址	北京市海淀区中关村南大街 16 号
邮　　编	100081
发行电话	010-62173865
传　　真	010-62179148
网　　址	http://www.cspbooks.com.cn

开　　本	710mm×1000mm　1/16
字　　数	214 千字
印　　张	16
版　　次	2023 年 1 月第 1 版
印　　次	2023 年 1 月第 1 次印刷
印　　刷	运河（唐山）印务有限公司
书　　号	ISBN 978-7-110-10450-7/R·900
定　　价	139.00 元

版权声明

北京大学医学人文学院·医学人文与医院管理译丛委员会

主　译　王　岳　宋奇繁

译　者　（以姓氏笔画为序）

　　　　王　畅　李　淇　陈佳瑶　赵　朗

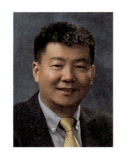

王　岳　法学博士，教授，博士研究生导师，北京大学医学人文学院副院长。中国医科大学医学学士，中国政法大学法律硕士，武汉大学法学博士。中国人体健康科技促进会医学人文与医院管理专业委员会主任委员，中国卫生法学会学术委员会副主任委员。主要研究方向为卫生政策与卫生法学、医学人文与医患关系、医药政策法制史。

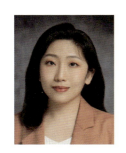

宋奇繁　医学硕士，重庆医药高等专科学校讲师，公共卫生主治医生。本硕就读于中国医科大学，后于北京大学医学人文学院进修访学。主要研究方向为医学人文与医患关系。

原著者简介

Russell Kelsey 医生是一位在初级保健领域有着丰富经验的全科医生。他曾在英国和他的家乡新西兰担任高级医疗主任，有着丰富的临床管理经验，曾接受过根本原因分析和医疗不良事件调查方面的高级培训，在调查严重医疗不良事件这一领域，有着举足轻重的地位。经过多年调查经验的积累沉淀，Kelsey 医生开设了一门大受欢迎的、关于严重医疗不良事件识别和根本原因分析调查的持续专业发展（CPD）认证培训课程，特别是关于在急诊医院环境以外提供的服务。为使调查过程不再繁琐，许多技术和工具应运而生，这些内容在本书及其培训课程和网站内都曾分享过。

Kelsey 医生醉心于研究"人为因素"，以及这些因素是如何影响初级保健的临床实践和服务体系，如何影响医疗保健环境中的临床风险。他为多家机构提供严重医疗不良事件案例和根本原因分析的培训，并开展独立调查和长期临床实践。

内容提要

本书引进自 CRC 出版社，通过案例研究来解释如何识别严重医疗不良事件，如何进行根本原因分析，以及何时适用坦诚的义务。本书共分为 15 章，作者通过真实案例说明知识要点，尽力提供全面细致的内容，使读者能够"走进"一个经验丰富的医疗不良事件调查员的头脑，详细了解医务人员如何进行调查、如何深入思考、如何处理不同领域的挑战，以及如何处理和解决调查过程中可能面临的诸多问题和困境。本书旨在作为技术信息手册和最佳实践指南，帮助同行进行严重医疗不良事件调查，以及在深入调查医疗不良事件后撰写并整理报告，适合医疗领域各类从业人员参考阅读。

经济学家弗兰克·奈特认为，流动的、难以捉摸的和难以预测的事态分为两大范畴，即风险性和不确定性。风险性在一定程度上可以计算其盖然性或概率性，从而进行预测，而不确定性是指完全无法计算和预测的事态。医疗行为也具有风险性和不确定性。医疗服务过程中的每一个环节都包含了一定程度的内在不安全性，可能会导致患者的不可逆性损伤，甚至病危或死亡。如何平衡医疗行为及其所产生的伤害，最大限度地保证患者安全，已成为全球医疗机构密切关注的热点问题。

患者安全是卫生保健中的一项重要内容，英国国家医疗服务体系（National Health Service，NHS）于 2019 年 7 月发布了第一份患者安全战略。保证患者安全不仅是全球患者安全联盟的长期任务和目标，也是各国及其相关机构的重要职责，需要大家共同参与，并分享各自所取得的经验和方法。

医疗错误分享得越多，医疗不良事件发生的概率就会逐渐降低。医务人员可以从错误中学习，总结经验教训，从而防患于未然。大多数医疗机构侧重于医疗不良事件发生后的问责，故阻碍了医护人员对安全事件的态度。因此，医院应建立并完善医疗不良事件的上报制度，将患者安全问题时刻反馈给医院并不断改进，建立非惩罚环境，转变医护人员的态度与理念，积极鼓励上报医疗不良事件，这样有利于预防、监控和分析医疗不良事件。同时，必须高度重视报告的作用，要努力把医疗过程中存在的问题、出现的差错或不良事件通过一定渠道和程序的报告反映出来。然而，报告工作本身也存在一定风险，如果报告出现错误，则会带来一系列的潜在风险。从目前报告出现的问题来看，问题可能只是冰山一角，也就是说如果我们不认真对待问题报告的话，那么在医院里面很有可能会出现更加严重的医疗不良事件。因此，对患者安全问题进行报告是全球患者安全联盟及其他有关机构的重要职责，保证患者安全必须重视报告、重视学习。如果不对患者安全工作中存在的问题进行报告，各个医院的医疗专业人员就没有机会从自己的错误中吸取经验教训，于是可能再次犯同样的错误。

美国医疗机构联合评审委员会支持建立有效的国家报告系统，并明确了建立该系统的几个条件，即对可报告的医疗差错或事件有明确的定义，深入分析每一个差错或事件。根本原因分析法是分析医疗不良事件的常用方法，这是一种回溯性失误分析方法，最早应用于美国航空安全，随后推广至各行各业。英国国家患者安全机构认为根本原因分析法是一种有利于呈现错误事件发生、如何发生及为何发生的方法学，是解决医院管理过程中一些涉及多部门、多科室复杂问题的有效方法，该方法可以帮助我们明确发生问题的根本原因，针对根本原因制订整改措施并持续改进，从而提高医院管理的效率，降低医院管理的成本。

在医疗不良事件的根本原因分析中，我们要重点审查那些对患者造成最大伤害的事件，形成严重医疗不良事件的调查与报告并找到根本原因。然而，实际上临床医生很少有机会接受系统正规的关于严重医疗不良事件调查与报告的培训，也很少有机会应用这些原则、工具和技术。根本原因分析的原则很容易理解，却很难在一系列不同的医疗不良事件类型中得以应用。医务人员能够从医疗不良事件中识别有用和有意义的经验，其本身就是一项技能，这项技能对确保识别和解决医疗保健系统中的风险至关重要。因此，我们翻译此书，希望可以帮助医务人员利用案例研究来调查医疗不良事件，并可以解释如何识别严重医疗不良事件，如何对其进行根本原因分析，以及如何履行坦诚的义务。医疗行为关乎个人的生命及其质量，无论您在哪个国家工作、哪个医疗领域执业，患者安全问题都与您息息相关。患者安全事件报告和学习是关乎安全管理的基本要求，希望本书可以帮助医务人员学习并提高严重医疗不良事件调查与报告的能力，最大限度地防止今后再次发生类似的患者伤害事件，保证患者的安全。

目 录

第 **8** 章

根本原因分析（三）：理解为什么 / 104

第 **9** 章

理解为什么：系统因素 / 124

第 **10** 章

人为因素（一）：强化经验的关键 / 139

第 1 章 概述：为什么我们会漏诊阑尾炎

"无论采取什么措施，医生有时还是会犹豫，要求完美是不可能的，可能的是我们要永无止境地追求尽善尽美。"

——阿图尔·葛文德（Atul Gawande），
《并发症：外科医生对不完美科学的注释》
（伦敦 Profile 出版社，第 70 页）

病例概要

在 26h 内，劳伦（Lauren）的父母带她去看了 3 次医生。

- 初次接诊，诊断为胃肠炎。
- 第二次接诊，诊断为尿路感染。
- 第三次接诊，诊断为阑尾炎，患者咨询了外科医生。

手术中，发现劳伦阑尾穿孔并导致腹膜炎。虽然劳伦康复了，但继发表现出严重的腹痛，症状提示有粘连。

直至今日，我们仍会漏诊阑尾炎，但是，这也并不奇怪。因为阑尾炎的表现多种多样，有时与其他疾病的表现十分相似，体征也不确切，并且其临床表现又常常表现为其他疾病的症状，症状隐晦。在严重医疗不良事件调查中，多数情况下，临床医生并没有考虑阑尾炎，这令我费解。然而，通过总结调查记录，我才明白，为什么不假设阑尾炎出现在临床患者中，无一例外，都是因为有单一注释出现在检查记录中，例如，

"无压痛、无反跳痛"，而你的同事可能会因此漏诊阑尾炎。

如果阑尾炎被漏诊，不仅病历中未提及阑尾炎，而且患者或其家属也很难回忆起医生是否怀疑过阑尾炎。即使他们确切地记得病名，也会自我催眠似地回答，临床医生确信阑尾炎是一种可能性罢了，而且承诺过疾病将会不日康复。这种情况令我意识到 2 个问题。首先，我们为什么仍然会漏诊阑尾炎？其次，当我们确实漏诊了阑尾炎时，我们如何从这些情况中获取经验，从而帮助我们避免再次犯这种错误？

本书的 2 个核心问题如下。

- 我们为什么会犯错？

- 我们如何预防相同的错误再次发生？

医学是一门实践性学科，而人类在实践过程中会犯错误。毋庸置疑，全球医疗保健越来越重视医疗过错的原因并降低其发生率。这不仅是因为医疗过错极有可能会导致人们巨大的心灵创伤，还因为漏诊或误诊会给医疗保健经济造成极大的影响。仅在 2014 年，英国国家医疗服务体系（National Healthy Serve，NHS）就支付了 > 10 亿英镑的法律索赔。

在过去几年里，人们一直在努力尝试减小医疗过错造成的影响，一个能有效解决此类问题的方法是引入正式的调查程序。具体来说，就是用根本原因分析（root cause analysis，RCA）技术来调查严重医疗不良事件。根本原因分析是一种调查工具，旨在回答"出了什么问题""我们能做些什么来弥补"。虽然用根本原因分析进行调查和某些患者安全倡议已经取得了一些非常显著的成绩，但令人沮丧的是，医疗过错始终未得到彻底解决。2006—2014 年，NHS 报道的患者医疗不良事件数量增加了 1.12 倍。2014 年，在已报道的 150 余万起患者医疗不良事件中，约有 1 万起是严重不良事件。

这就引出了另一个问题——为什么患者安全倡议没有效果？许多临床医生、医院管理者和服务管理人员通过调查不良事件、分析问题、总结经验、努力改进，每天致力于研究如何使医疗服务更为安全。那么，为什么患者安全没有得到改善？

我曾经在一家大型医疗保健机构担任了 8 年的区域医疗主任，在此期间，我参与了多起严重医疗不良事件的调查，接受了不良事件调查方面的高级培训，并花了大量时间改进和修正调查技术及流程。而调查的案例越多，我就越了解调查过程本身所具有的挑战性。为了提高患者安全性，我尽可能尝试实施我的倡议，这也就让我更加了解这一过程中所面临的挑战。所以我开始着眼于根本原因分析，虽然这种方法在培训手册和课程中看起来简单而合乎逻辑，但它实际上是一个非常复杂和微妙的工具，需要花费大量的时间和精力来理解并恰当应用。我也开始明白，根本原因分析过程的一个要素，即学习如何防止相同错误再次发生，这是一项被严重低估且经常应用不当的技能。根本原因分析的原则很容易理解，但实际上很难在一系列不同的不良事件类型中合理应用。能够从不良事件中识别有用和有意义的经验本身就是一项技能，这项技能对于确保识别和解决医疗保健系统中的风险至关重要。也许这些挑战对不良事件调查员来说还不够，可是调查完成并总结经验和建议时，仍然需要面对一个潜在的巨大问题。如何解决大多数医疗保健系统在改善患者安全过程中，难以改变以往的错误习惯呢？

无论您在哪个国家工作、哪个领域执业，这些问题都和您息息相关。根本原因分析是一种识别不良事件和调查过程的通用方法。本书旨在作为技术信息手册和最佳实践指南，帮助同行进行严重医疗不良事件调查。多年来，我教授了许多同事（包括临床同事和医疗服务管理者）如何调查和实施安全技能，虽然培训课程受到认可和高度赞赏，但普遍的感受如下所示。

"课程很棒，我想我有解决方法了。然而现在当我面临一个真实的病例时，我不太确定我做的是否正确。"

　　这是完全可以理解的，要想熟练掌握任何技能都是需要大量练习的，不良事件调查也不例外。编写本书的初衷就是为了尝试在课程培训结束之后，当您开始调查实际病例时，本书将为您遇到的诸多问题提供指导和答案。本书通篇使用真实病例来说明学习要点，我尽力提供全面细致的内容，使读者能够"走进"一个经验丰富的调查员的头脑，不仅要真正了解如何进行调查，还要知道如何深入思考。换言之，如何处理不同领域的挑战、如何处理和解决调查过程中可能会面临的诸多问题和困境。所以，我引入了一些新工具以尝试帮助大家处理一些难题，除了本书中包含的资源之外，www.PatientSafetyInvestigations.com 上也提供了很多的病例和资源。

　　当临床管理者和服务管理人员需要调查医疗不良事件时，必须要掌握调查过程方面的技术。然而，当临床医生和医疗服务被外部和专业监管机构严格监管时，任何一位临床医生在他的职业生涯中都极有可能会发现自己也处于调查过程的接收端。了解调查流程的工作方式只是冰山一角，更重要的是，调查人员如何在深入调查不良事件后撰写并整理报告，这应该成为所有临床医生和服务管理人员基本培训的一部分。事实上，只要了解调查不良事件和从一般不良事件中学习的过程，特别是了解医疗不良事件中的"人为因素"特征，也许就会提升临床实践的安全性。

　　根本原因分析是一种通用工具。本书中讨论的大多数病例都发生在初级保健环境中，如全科医生（general practitioner，GP）、非工作时间服务（out-of-hours services）❶、英国国家医疗服务体系 111 服务（NHS 111

---

❶ 译者注：即非工作时间全科医生急诊服务（GP out-of-hours care）。非工作时间通常是周一到周五 6:30pm—8:00am，周末全天开放。如果急诊发生时 GP 诊所已经下班，那么在预约时，会安排患者到非工作时间全科医生急诊服务看病。如无意愿或无法预约。选择 Walk-in Centres、Urgent Care Centres、Minor Injuries Units，无须预约，直接到场，但要按病情严重程度排队治疗。

services）❶ 或紧急护理服务（urgent care service，UCC）。由于初级保健中不良事件的性质往往更加复杂，因此本书对初级保健从业者具有特殊价值，且用于根本原因分析培训的传统训练和资源侧重于二级保健。尽管如此，书中概述的原则和用于研究患者的方法仍通用于所有医疗不良事件，因而，我希望这本书可以对任何临床专业的医生或服务管理人员提供价值。虽然本书中所提及的监管机构大部分是指在英格兰运作的机构，但识别严重医疗不良事件的原则、报告机制和使用根本原因分析进行正式调查的必要性在世界范围内也是大体相同的。至此，我也希望我所分享的实践原则和技术对世界各地的工作者都有所帮助。

---

❶ 译者注：NHS 111 是英国的急救电话，当遇到紧急健康问题，但又没有危及生命的情况下可以拨打电话 111 寻求救治；若情况紧急要拨打 999，应答 111 电话者为接受过全面医护培训的医疗人员，可以为您提供紧急救护指导，在必要的情况下会帮您预约各科医生、您的 GP、牙医或药房，也会评估是否需要派送救护车前来救治。

第 2 章 根本原因分析：背景和语境

20 世纪 50 年代和 60 年代，日本汽车工业兴起、航空工业大规模扩张，这 2 种现象交织融汇，对医疗保健领域中的患者安全产生了深远的影响。正是在这 2 个行业中，出现了根本原因分析（RCA）的概念。如今，根本原因分析也成了一种识别和解决问题的手段。

根本原因分析的起源举足轻重，它既解释了为什么根本原因分析具有如此多的潜在用处，也解释了为什么它在医疗保健中常常不能很好地发挥作用。临床医生和服务管理人员应该意识到，虽然我们用于处理临床问题的流程和技术是源自多年的专业临床经验和科学发展，但大多数用于管理后勤的流程和技术，特别是医疗保健管理方面的技术是起源于其他行业的。

丰田佐吉（Sakichi Toyada）是丰田汽车公司的创始人，他研发提高生产质量的技术备受赞誉，其技术包括用于分析生产故障以找到故障根本原因的"5 个为什么"方法。新兴日本工业巨头的研究人员，包括以"鱼骨图"闻名的川崎公司员工石川薰（Kaoru Ishikawa）——提出了全面质量管理（total quality management，TQM）的概念。源自这些概念和流程的其他工业质量改进流程，例如，6 个标准差和精益管理，已经在医疗保健领域越来越为人所熟知。与此同时，在美国，调查航空安全的任务被交由美国国家航空航天局（National Aeronautics and Space Administration，NASA），而且美国国家航空航天局的科学家开始研发不良事件的正式调查技术，旨在从已识别的错误中学习并且吸取经验，最后的结果令人震惊。

- 使用"全面质量管理"方法，日本工业将零件生产中的错误率降至 1%。

- 使用航空安全报告系统（Aviation Safety Reporting System，ASRS）（根本原因分析的一种原始形式），美国联邦航空管理局（Federal Aviation Administration，FAA）和美国国家航空航天局将航空不良事件数量降至了 80%（如需了解根本原因分析演变的简述，请点击：www.brighthubpm.com）。

1999 年，美国医学研究所发表了一份标题为《孰能无过：建立更安全的医疗系统》的报告❶。该报告承认了他们很少正式参与识别患者安全问题，并呼吁进行一系列改革，包括引入正式的报告和学习系统，引入、借鉴其他行业的经验。与此同时，在英国，1997 年和 1998 年发表了《一流的服务：新英国国家医疗服务体系的质量》❷和《新英国国家医疗服务体系：现代、可靠》2 份议会白皮书 ❸。这些文件将临床管理的概念和实践引入英国国家卫生服务体系，采用了工业上的原则，包括使用根本原因分析工具来调查严重不良事件。国家患者安全局（National Patient Safety Agency，NPSA）成立于英国，旨在倡导并促进安全性的提高和支持使用正式结构化报告和学习系统。尽管该机构于 2012 年解散，但仍可通过其以前的网站❹（现在由 NHS 托管），获取有关患者安全和根本原因分析流程的诸多有用信息。如今，美国医学研究所和英国国家医疗服务体系所面临的共同问题是，医院发生的医疗不良事件数量惊人，尤其是涉及药物使用错误和手术过程中出现错

---

❶ Linda T. Kohn, Janet M. Corrigan and Molla S. Donaldson, eds, To Err is Human: Building a safer health system, Washington, D.C.: National Academy Press,1999.

❷ Department of Health, A First Class Service:Quality in the new NHS, 1998, HMSO, London.

❸ Department of Health, The New NHS: Modern, dependable, 1997, HMSO, London.

❹ www.npsa.nhs.uk.

误的不良事件。大多数情况下，在医疗保健中进行根本原因分析的患者安全倡议、流程和程序是由在医院或二级医疗机构工作的临床医生和管理人员组织和推动的。很少有资源、时间或专业知识用于处理初级保健中的不良事件。根据我个人的经验，当初级保健临床医生和管理人员确实需要使用根本原因分析调查不良事件时，需要克服一些特殊的问题。

下文会进一步展开对调查所需资源与培训问题的讨论，但更重要的是需要了解根本原因分析工具中的一个具体缺陷。正如我们所知，根本原因分析起源于工业，它被用于研究工业生产线，或者研究航空领域的突发不良事件。关键是，一条生产线，甚至一架飞机的飞行，都是一个线性过程，在所有条件都相同的情况下，确保每次都能正常运作。简单地说，就像是在医院病房给患者注射胰岛素或手术切除坏死的下肢，它们也是线性的，但是注射或手术后，仍然每次都可以正常运作。换言之，假设在上述所有情况下都不会出错，那么一个小部件应该自生产线上产出，飞机应该到达目的地，一位患者应该接受正确剂量的胰岛素，另一位患者应该被切除右腿（或左腿）。当出现问题时，调查很可能会发现一个或多个错误（通常称为"作为或疏忽"），而这些错误是由人为或系统错误引起的，可能由根本原因分析流程识别，并且期待得以弥补。当我们使用根本原因分析来调查更加复杂的医疗保健不良事件时，医疗保健就出现了问题——换言之，不良事件中没有简单的、程序性的、公式化的患者接触，而是接受一位实实在在的患者，该患者可能不仅有复杂的医疗状况，还可能具备潜在的复杂个性。

疾病的病理学是许多医疗不良事件的促成因素。虽然我们可能对病理学了解很多，但很难知道如果医疗干预发生得更早或干预方式不同，最终结果是否会发生显著改变。例如，我曾经在验尸法庭上与验尸官及家属的法律顾问讨论深静脉血栓形成（deep venous thrombosis，DVT）

的治疗方法。其中，我的一位急救护理服务中心的医生曾在社区看过一名患者，并诊断出可能是形成了深静脉血栓。在进行多普勒超声检查之前，他已开出注射低分子量肝素的处方，并安排了一名社区护士在当天下午进行注射。由于他无法监管护士具体注射时间，因此注射被推迟了24h。2 天后，患者因并发下呼吸道感染入院，1 天后死于大面积肺栓塞。我所说的根本原因分析使我们能够学习如何改善与社区护理人员的联系，以确保可以及时注射药物，但在确定患者推迟 24h 接受低分子肝素注射，72h 后患者死亡时，我犯了难。这可能对最终结果具有一定影响，但实际上这种影响可能微乎其微。虽然在本病例中通过根本原因分析可获得有用的经验，然而事实证明，最终结果的根本原因是患者的潜在病理因素。

重要提示

　　根本原因分析旨在从简单的线性过程中学习经验，非常适用于药物分配错误和外科手术选择性错误等不良事件。涉及诊断、治疗方案选择错误的不良事件、患者因复杂和渐进的潜在病理学而产生不适的任何错误都难以调查。后面的章节将讨论在根本原因分析中考虑"患者因素"。

一、根本原因分析和监管机构

　　2015 年 3 月，英国国家医疗服务体系（NHS）受英国政府委托，负责监督英格兰卫生服务，修订了于 2010 年颁布的关于识别、调查和报告严重不良事件的指南。简而言之，该指南建议哪些类型的不良事件可能被视为"严重不良事件"，需要通过英国现有的正式报告程序进行报告。它还建议应该使用结构化的深入调查技术（如根本原因分析）来调查不良事件，进行调查的人员，或者至少是领导调查的人员，必须接受过如何进行调查的培训。类似的指南可以在世界上任何先进的医疗保健经济体系中找到，无论您在哪个国家 / 地区执业，都需要识别严重医疗不良事件，对其进行正式调查并制订程序以确保医疗服务可从中吸取经验。虽然识别和记录的过程会有些许差异，但基本原理与最终目标始终如一，我们必须从错误中吸取教训。

2015 年的文件提供了非常有用的指导，但识别严重不良事件何时发生仍然是一个严峻的挑战，接下来的 2 章将对此内容持续展开讨论。从不良事件中学习是主要目标，除了从正在调查的不良事件中获取经验之外，监管机构还需要集中整理，核对信息，以提高发现趋势的能力并确保尽可能广泛地共享关键经验。在英国，NHS 建立了国家报告和学习系统（National Reporting and Learning System，NRLS），作为从严重不良事件中学习的国家数据库。为了将不良事件数据输入 NRLS，必须首先将其记录在一个单独的数据库中，该数据库包含所有待调查的医疗不良事件，该数据库称为战略执行信息系统（Strategic Executive Information System，STEIS）。本书中讨论的原则可应用于任何类型的医疗不良事件，尤其对于识别和调查达到在战略执行信息系统或类似国家报告和记录系统上宣布的水平的不良事件颇有帮助。

二、不应发生的不良事件

监管机构的最后一条说明谈到了"不应发生的不良事件"的概念。它是指在组织和管理良好的卫生服务中永远不应该发生的问题。这只是一种理想状态，并非事实。我之所以强调"组织"和"管理"这 2 个词是有原因的。正如我们在本书中探讨的那样，大多数严重的医疗不良事件是由临床医生或临床团队中个体人为错误与辅助工作系统的设计或功能问题相结合的病理结果而导致的。然而，从理论上讲，不应发生的不良事件应该消除人为因素，在医疗保健提供系统中内置足够的保障机制以确保该不良事件永远不会发生。因为不应发生的不良事件代表灾难性事件或重大不良事件，它们具有重要的意义，因此应该重新设计主系统，防止此类不良事件再次发生。个人的人为错误可能是导致不应发生的不良事件的原因之一，但这通常是在多次偏离既定，且理论上安全的诊疗方案的情况下发生的。英国国家医疗服务体系记录的不应发生的不良事件病例包括如下。

- 手术部位错误：移除错误的肢体、牙齿、器官等。
- 错误的置入 / 假体。
- 术后残留异物。
- 错误的给药途径：通过鞘内途径给药的静脉化疗（NPSA 培训病例）。
- 未安装功能性可折叠的淋浴器或窗帘栏杆：在心理健康机构，患者通过栏杆上吊自杀。
- 从缺乏保护措施的窗户跌落❶。

此清单仅占完整清单的 1/4，但基本概括了清单的全部内容。不应发生的不良事件主要涉及外科手术、基于医院的用药错误和涉及患者自残的医院安全事故，其中安全设备尚未安装或无法正常工作。然而，清单上很少有适用于初级保健的内容，这反映了在医疗保健中改善患者安全的观念主要起源于医院环境。随着证据的积累，这种难以适用于初级保健的情况可能会发生变化，因此回顾不应发生的不良事件列表来确定新的问题是意义非凡的。

---

❶ NHS Never Events List 2015/16, www.england.nhs.uk/wp-content/uploads/2015/03/never-evnts-list-15-16.pdf, accessed 1 July 2016.

三、调查的七项原则

在 2015—2016 年，英国国家医疗服务体系在严重不良事件调查指南中确定了七项关键原则，是调查严重医疗不良事件的基础。这些原则本质上的确是良好的实践指南，可能适用于任何不良事件的调查，但有些方面还需要详细说明方可实行。基于我所认为的对于调查过程最重要的原则，我按照大致的价值顺序对它们进行必要的阐述。

- 预防。
- 客观。
- 相称。
- 公开透明。
- 以系统为基础。
- 协同。
- 及时响应。

（一）预防

切记，预防是应该遵循的主要原则。当我们在调查严重不良事件时，常常迷失其中，毫无头绪可言。发生了什么，怎样发生的，为什么会发生。了解在医疗不良事件中所发生的事情并探索更深层次的促成因素不失为一项有趣的练习，但重要的是要认识到这个过程只是达到目的的一种手段，而目的要求我们要理解问题发生的方式，进而防止此类不良事件再次发生。根本原因分析调查常见的失败原因出现在报告的研究和建议部分，要么研究浅显，要么研究与不良事件或报告中确定的促成因素几乎没有直接关系。调查人员应该记住，在报告的第二阶段投入足够多的时间和精力——分析我们从这次不良事件中学到了什么，可以做些什么来防止其再次发生。如果您不熟悉根本原因分析调查，这就可能是导致您犯错误的一个重要原因。在本书的第 13 章和第 14 章将会探讨如何减少这些错误，如何在医疗不良事件中反思并吸取经验。

（二）客观

您无法客观地判断问题，患者及其亲属也一样。不论是您部门的专员、相关工作人员或其他任何获悉不良事件的人都无法做到。作为首席调查员，您必须了解 2 个会影响不良事件调查结果的关键人为偏差，以及如何处理这些偏差，包括结果偏差和事后聪明式偏差。

1. 结果偏差

结果偏差是根据结果来判断决定或行动优劣的倾向。

一名 2 岁的孩子发热，全科医生诊断为扁桃体炎，并开具了抗生素。在 24h 后，发现孩子已经死亡。

全科医生忽略了什么？他为什么不让孩子住院接受进一步检查或管理？

与此案例有关的每个人都会问同样的问题，出了什么问题？不幸的是，从调查的角度来看，这是一个错误的问题。通过观察提出该问题后的情况，其实不难发现，人们大多都表现出一种几乎普遍存在的偏见。如果患者遭受痛苦，通常情况下，人们会先入为主，假定一定是医生出现了问题。即使经过多年的调查，我也必须与我的第一直觉做斗争，应该问发生了什么？而不是问出了什么问题。

在开始一项调查时，如果是为了问题而调查，那么将会对调查产生影响。这将使您在解释证据时更有可能犯错误，您会无法进行公平的调查，最重要的是，您的经验可能毫无关联或并不真实。所以，不要问发生了什么糟糕的事情，而是简单地问"发生了什么"。

2. 事后聪明式偏差

事后聪明式偏差是指根据不良事件发生时无法获得的信息来判断不

良事件中决策或行动的价值的倾向。

一旦克服了结果偏差并开始调查，就会有很多信息随之涌现，您必须对其做出解释和判断。由于知道最终结果，任何给定信息的价值都可能被严重扭曲。在初级保健中，脉搏频率升高经常被认为是发热的生理反应而被忽视。患者不会因为脉搏频率升高而住院或接受进一步检查。然而，对于死于严重脓毒症的患者，死亡前 24h 的脉搏频率升高才可能被视为早期脓毒症的预警信号。这条线索的价值只有在事后回顾时才会显现出来。这是因为在缺乏其他重要线索的情况下，临床医生不会对单一的临床体征给予处理。在调查严重不良事件时，很容易注意到"线索"并过度解读其价值。至关重要的是，调查人员不要将具有"预见"价值的线索和仅具有事后价值的线索混为一谈。例如，在调查一名死于严重脓毒症的患者时，有人在临床记录中发现，该患者发热并出现了点状皮疹，那么现在人们就有了更多的相关线索。单独的点状皮疹应引起极大关注，否则就可能会出现问题。通常这种情况并不会使脉搏频率升高，但点状皮疹足以使医者预见到可能会出现问题——即使不知道最终结果。

阅读最终调查报告的临床同事（或律师）很可能会误解数据的价值，他们试图根据事后发现的线索来对报告进行二次猜测。如果您能够意识到事后聪明式偏差，那么您在调查及报告的结构和措辞中要注意避免这个问题的发生。

3. 客观证据

除了降低结果偏差和事后聪明式偏差之外，还需要客观地分析和解释所发生的不良事件。根本原因分析调查的核心是对不良事件中实际发生的情况与"应该"发生的情况进行一系列测试和比较。在评估发生的情况时，要尽可能客观地使用标准方法进行比较。在第 7 章中，我们将深入探讨这一内容。我们将介绍如何使用标准化模板，帮助您进行识别并分析不良事件情况。同时，我们还研究了可用于支持最佳实践或共同实践概念的其他可靠证据来源。并且在使用标准化的证据来源或模板时，我们会规避落入个别调查人员或该领域"专家"主观的意见或直觉中，尽最大努力地保证调查的客观性。

（三）相称

影响医疗不良事件调查相称性的因素有很多。从患者安全的角度来看，反应相称性的关键驱动因素是尽可能地从不良事件中总结经验。需要注意的是，如果调查者潜在的经验越丰富，就越应该在调查方面付出更多的努力。人们起初并不清楚如何从调查中学习并吸取经验。特别是当遇到新问题时，调查的方法也要进行调整，调查人员需要明确地认识到，如果认为已识别出的风险很严重，那么如何及何时将问题上报到组织内的最高层，应该成为调查人员思考的主要问题。这就是为什么评估医疗不良事件风险的能力很重要。正如第 4 章的详细阐述，风险评估主要是评估疾病的复发率或可能带来的负面影响。如果能够准确地做出风险评估，这将有助于确定调查的反应相称性。由于救护车、急诊或监狱卫生等医疗服务的服务性质或患者的性质比较特殊，因此确定不良事件风险特别困难。护理风险始终贯穿在护理操作的各环节和过程中，即使是极为简单或看似微不足道的临床护理活动都具有风险性，有时更难以确定因果关系，因此风险评估的难度增大。另外，无论何种情况，英国的监狱医疗保健服务部门必须将所有在羁押期间死亡的不良事件记录为严重不良事件并进行调查。

鉴于调查需要大量人力和资源，因此，服务中的高级临床和运营管理人员必须了解已知风险，并同意拟议调查的规模和范围。一般而言，二级及以上的医疗机构开展调查的规模更大，范围更广，人员也更为专业。在初级保健服务方面，非工作时间医疗保健机构或新的 NHS 111 呼叫中心等更大的服务组织往往拥有资源，但通常缺乏专业的工作人员。

然而，在一般的社区实践中，可能既缺乏进行深入调查的人员，又缺乏相关培训。

此外，另一个影响调查反应相称性的风险因素可能是政治因素，虽然这只是一个小概率事件，但无论它们是否符合监管指南的"实际"标准，组织或专员都可能会选择针对特定类型的不良事件进行深入的根本原因分析调查。下一章将进一步探讨这个问题，通常对于一项新兴服务，如果组织或专员认为该服务可能在特定领域存有漏洞时，则可能会开展个案或特案的深入调查。2013 年，我正在英国最大的服务机构之一担任医疗主任一职，当时推出了新的 NHS 111 服务。我们调查和报告了大量不良事件，因为这是一种全新的服务类型，其中的实践规范是未知的。有时，即使没有采取重大预防措施，我们也要进行深入调查，因为这样有助于了解何为正常。

（四）公开透明

区分公开和坦诚至关重要。这是因为英国任何一家注册了英国国家医疗服务体系的医疗护理机构必须履行一项法定义务，即"坦诚义务"，这对患者医疗不良事件，特别是严重的医疗不良事件有特殊意义。然而，这项法定义务存在缺陷，因为它与调查不良事件和公开透明的专业义务重叠。虽然其他国家或地区并未将"坦诚"作为法定要求，但在大多数国家或地区，它具有特殊的指导意义。本书第 5 章将讨论公开和坦诚义务的问题。

（五）以系统为基础

理论结构、研究结果和不良事件证据均已表明，调查医疗不良事件需要依托广泛的系统支持。如果能够获得广泛的系统支持，即使是孤军奋战的全科医生也能处理当地治疗或转诊协议，以及国家指南中规定的特定疾病管理。当您在调查不良事件中发生的情况时，重要的是要确定个人当时在哪些更广泛的系统中工作。当分析不良事件原因时，应当理清主次，重点是要确定给定系统如何在特定不良事件的过程中与个体交互。我曾扪心自问，这个系统有用吗？有没有阻碍？或者它是中立的？当我在调查新的 NHS 111 服务中的不良事件时，才了解了这种方法的价值。该服务涉及临床和非临床工作人员，我们使用一系列调查问卷来评估患者呈现的症状。

这些调查问卷设计得非常巧妙，如果使用正确，能够帮助训练有素的工作人员快速、准确地评估症状风险，并为患者提供适当的服务。当我们调查未涉及新服务的医疗不良事件时，多次发现工作人员其实并未理解题目且在电子问卷上勾选了错误答案，从而导致了不良事件的发生。其中一个关键的学习点是，我们要理解在这种环境中工作的员工会面临一系列新的系统性风险。调查问卷是基于标准情况制订的，如果症状模式特殊或患者以特殊的方式表达他们的症状，工作人员很容易误解。可这是操作者的错吗？或者是操作系统的错？在大多数严重的医疗不良事件中，人们可以将临床医生视为在机动车辆事故中的汽车司机。虽然在绝大多数机动车事故中驾驶员的错误很容易被识别，但道路安全性的提高只能通过车辆及其行驶道路设计的改进才能真正实现。了解驾驶员的错误很重要，但如果不考虑他们驾驶的汽车或他们行驶的道路，您可能会错过一个更大的学习机会。使用机动车辆安全的类比可以很好地帮助我们理解这种风险。本书的第 8～10 章中，将会讨论严重不良事件的促成因素。

（六）协同

调查不良事件时，重要的是要考虑您即将调查的范围，并因时而变，灵活调整，同时也需要在发现新证据时对其进行修改。其中最简单的调查是单一服务调查，它的调查范围仅限于单一服务内患者就诊过程。可是在实践中，患者往往会在不良结果发生之前，接受过多种医疗服务。

虽然英国国家医疗服务体系的指南是"协同"，但大多数调查人员在试图探索其组织外的不良事件时，问题接踵而至，一层一层环绕包裹，令调查人员苦不堪言。可我们仍须重视和明白，至少在原则上，是存在用于协同调查严重不良事件的正式模型。实施负责、问责、支持、咨询、知情（responsible，accountable，supporting，consulted，informed，RASCI）模型取决于牵头委托机构。根据我的经验，虽然该模型成功的概率不高，但不要害怕寻求 RASCI 合作。即使被拒绝，也会证明您曾有过良好的实践。

　　RASCI 是英国国家医疗服务体系提倡的调查涉及多个机构不良事件方法的首字母缩写词。在理想的情况下，RASCI 模型的工作方式如下。

RASCI：不良事件调查协作模型

- **负责**：专员会指定一个机构来负责领导调查，赋予该机构调动支持调查所需资源的能力。通常，这是对不良事件负有最大责任的组织。

- **问责**：专员决定哪些机构可能对责任组织负责——他们需要合作来提供资源支持调查，其中可能包括在他们自己的组织内进行调查，并参加会议，探讨在他们的组织之外可能存在的问题。

- **支持**：专员和首席调查员将决定哪个机构可能有一些有用的信息或指导来支持调查，但这些信息或指导本身可能不值得调查。这可能包括对能够访问的记录或人员进行数据检索。

- **咨询**：专员和首席调查员确定可能需要咨询哪些组织或个人以获取信息，从而确认不良事件或提供给专家证据。

- **知情**：专员和首席调查员决定哪些个人和组织需要被告知调查过程或调查结果，但这些个人和组织可能不参与调查本身。

在实践中，多机构不良事件可能会导致服务专员将几个单独的不良事件报告整理成一个单一的叙述，这通常是一个剪切和粘贴的工作。但这不难理解，因为在当前的英国国家医疗服务体系中，不同的机构拥有不同的可用资源，并且企业认识到的给定不良事件的风险水平也不同。不同机构之间也可能越来越多地存在商业利益冲突，这导致开放协作的概念很难实现。如果涉及 2 个或更多不同的医疗机构的专员，这会变得难上加难。要知道领导多机构调查是一项重大挑战，本书的大部分内容旨在解决在单一医疗机构内进行根本原因分析调查的问题。尽管如此，如果发生多机构调查，介绍的原则将同样适用。

（七）及时响应

实际上，无论是在英国国家医疗服务体系内，还是在任何受监管的卫生系统内，凡是对严重不良事件的正式调查，都有时间限制。习惯上在不良事件被确认发生后的 72h 内需要生成初步报告，报告内容一般不超过基本事实的陈述，以及拟议调查范围的大纲。在此之后，调查员有 60 天的时间来完成报告。需要注意的是，时间表仅供参考。因为调查所花的时间通常长于预期，这可能有合理的理由。如果原因合理，只要将原因告知专员、亲属和工作人员，那么延迟报告是可以接受的，如果延迟能获得更清晰的报告，那么这种延迟甚至是可取的。反应性的本质意味着调查不应该留下悬而未决的问题。更为重要的是要确保除了涵盖所有调查中调查人员出现的一般技术问题——是什么、为什么和怎么做之外，调查和报告还应解决专员、患者或其代表提出的任何具体问题。假如这些问题超出了根本原因分析调查的合理范围或专业知识，这一点会在报告中说明，但理想情况下，专员或患者应在起草最终报告之前就该考虑清楚。

现在我们了解了一些背景知识，让我们来看看如何识别严重医疗不良事件。

第 3 章　如何鉴别严重医疗不良事件

病例概要

• 安娜（Anna）

晚上 9:00（非工作时间），一名 12 月龄的婴儿安娜，因持续发热、抽搐、身体状况不好，由父母带她来看全科医生。金（King）医生对她进行检查后诊断为上呼吸道病毒性感染，然后就回家了。30h 后，安娜的母亲在凌晨 3:00 醒来，听到她的喘息声并叫了救护车。2h 后，安娜在急诊室去世。腰椎穿刺表明，死亡原因是急性细菌性脑膜炎。

• 卡罗尔（Carole）

卡罗尔，女性，84 岁，居家生活。她患有终末期心力衰竭和肾衰竭，并表示不想住院检查或治疗。周五晚上（非工作时间），她发热且咳嗽不止，经一位全科医生检查，发现她体温 38.8℃，脉搏频率为 88 次 / 分，血压为 120/80mmHg，给予抗生素（阿莫西林）治疗下呼吸道感染。周日早上，非工作时间的服务人员接到卡罗尔家中的电话，说她在夜间死亡。

• 阿诺德（Arnold）

阿诺德，男性，89 岁，独自住在公寓。他每天都需要送饭，除此之外，生活可以自理。他一直服用降压药。周五早上，他带着最近的感冒病历去看他的全科医生，他认为感冒"压

迫他的胸口"。全科医生检查体温为 38.8 ℃，脉搏频率为
88 次 / 分，血压为 140/80mmHg，给予抗生素（阿莫西林）治
疗下呼吸道感染。20:00，阿诺德的女儿打电话给 NHS 111
服务，报告他的呼吸似乎很吃力。当地的非工作时间全科
医生服务人员被安排上门问诊。全科医生在晚上 10:30 到
达时发现救护车已到现场。阿诺德已经昏倒，抢救无效
死亡。

在临床医生或监管人员面临的众多挑战中，确定严重不良事件实际
发生的时间是首要任务。我们在本章开篇就介绍了 3 个不同的病例，这
些病例都有相同的悲惨结局——死亡。对于患者而言，死亡是最糟糕的
结果，那么我们如何确定哪些不良事件可能会构成严重医疗不良事件？

在多数情况下，本书中探讨的方法适用于调查严重不良事件，即达
到向监管机构报告水平的不良事件。事实上，根本原因分析可用于调查
任何临床服务不良事件或投诉，但了解如何识别严重不良事件很重要。
我们还要注意，"严重不良事件"是一个专业术语，不同的人对此会有不
同的理解。特别是，许多全科医生和初级保健护士可能会将该术语与"重
大不良事件"混淆。"严重不良事件"通常是指在实践中已经确定和调查
过，但未对外报告的不良事件。在实践中，很多非正式分析的"重大不
良事件"实际上可能达到了监管报告的水平，但由于不清楚流程而无法
进行更全面的审查。此外，我们还需注意，很少有患者或患者代表能充
分理解"严重不良事件"一词的含义，他们并不了解调查过程，只是期
待通过严重不良事件的报告来确定医疗不良事件的责任人，并给予纪律
处分。

因此，当我们思考如何认定严重不良事件时，要牢记我们的职责和

潜在的"坦诚义务"，同时要确保您的同事、患者及其家属能够理解您的工作流程，这将有助于您完成调查。

一、识别和监管机构

目前，世界上的大多数医疗保健识别和监管机构在报告和调查患者时，采用的方法和流程基本相同（如根本原因分析）。在英国，该术语在过去几年略有变化——以前英国的监管机构更喜欢使用"严重不良事件"（serious untoward incident）一词来指定需要报告的不良事件。最近，该词已更改为需要调查的严重不良事件（serious incident requiring investigation，SIRI），但是大多数参与英国医疗保健治理的专家在处理案件时仅使用重大不良事件（serious incident，SI）一词。这也导致当调查人员、管理者与患者及其亲属，或者初级/二级保健机构的同事进行交流时，可能会出现误解。在初级保健中尤其如此，因为需要调查的严重不良事件和"重大不良事件"之间的区别的界限不明确，令人困惑不已。

二、获取信息不全时，报告时间表将有助于调查员做出决策

严重不良事件报告系统的特点是有识别和报告不良事件及完成调查的时间表。如果不良事件暴露出从未预见的服务风险，则医疗机构需要立即采取补救措施，因此必须尽快识别和报告严重不良事件。当一个不良事件已经调查了 2 个月，但无人知晓，且在此期间又有 1 名患者因此而死亡，这是极其可悲的。如果发生不良事件，则医疗机构必须建立科学的系统，以防发生类似的情况，同时需要在数小时内确定是否发生了严重不良事件（根据具体的服务类型和专员设定时间表，可 12～72h）。

这就意味着，人们在充分评估后，必须决定是否宣布不良事件成立并启动全面调查。大多数监管机构要意识到，不同的服务类型需要建立自己的标准，以便在发生严重不良事件时进行识别。根据我的经验，很少有人会进行这种特殊的训练，即便有也是非系统培训的，而且即便在类似的服务类型中也会存在相当大的个体差异。虽然我们可以理解，急诊科的意外死亡可能与一般死亡原因不同，但即使在相似的地理区域内，一个急诊科与另一个急诊科在识别严重不良事件方面的做法也可能会截然不同。然而，在真实病例中，人们缺乏向监管机构报告严重不良事件的经验，即使识别出严重不良事件，也常因缺乏经验或支持而难以对其进行高级别的调查。

三、定义和指导

尽管很难定义什么是值得报告和正式调查的严重不良事件，但英国国家患者安全局却早已着手实施。英国国家患者安全局是一个半官方机构 ❶（quango），于 2012 年被政府解散。在此之前，英国国家患者安全局已经建立了识别患者医疗不良事件（包括严重不良事件）的参数。此外，他们还开发了许多有用的工具来帮助调查和报告不良事件，目前这些工具仍然可以通过他们的网站获得，该网站目前由英国国家医疗服务体系患者安全域托管 ❷。英国国家患者安全局将患者医疗不良事件定义为"可能或已经对一名或多名患者造成伤害的任何意外或不良事件"。

当患者所受伤害严重时，被认定为严重不良事件。根据该指南，推测患者在一次治疗后意外死亡会构成需要报告的严重不良事件。当人

---

❶ 半官方机构是指一些由政府创立的机构、委员会、法团或组织，其编制虽与政府相似，但并不属于政府的一部分。

❷ www.npsa.nhs.uk/nrls/reporting/what-is-a-patient-safety-incident/，2016 年 7 月 1 日访问。

们认为伤害程度低时，就会出现分歧。因为一个人会判断此伤害是严重或重大的伤害，而另一个人也许并不会将此伤害归类为严重伤害。例如，小脚趾截肢可能被一些人认为是严重的，但有些人则认为不严重。

第二个问题是"意外"一词的含义。如果外科医生在您需要截肢左腿时截肢了您的右腿，我们都判定这是一场意外。大多数手术和程序化干预方法都有相当明确的结果和可预测的结果。当它们出错时，相对容易看出。然而，在医学领域，漏洞往往不明朗。在上述病例中，阿诺德因胸部感染经全科医生评估和治疗后死亡。阿诺德已经 89 岁了，因此他的死对他的全科医生来说并不意外。毕竟，老年患者很可能死于胸部感染。然而，这并不等于死亡就是正常的。将阿诺德的病例与卡罗尔的病例进行比较。卡罗尔有严重的潜在医疗问题，当她出现下呼吸道感染时，病情明显恶化。她的全科医生考虑到她的意愿并与她的家人协商，在家中实施了姑息治疗，可以预见胸部感染可能导致她即将死亡。关于意外的严重后果可能构成严重医疗不良事件的指导有助于将卡罗尔的病例排除在报告流程之外，但对于阿诺德的病例则无法确定。该指南建议应报告阿诺德的死亡，但大多数从业者不会将老年肺炎患者的死亡视为一个重要的学习机会。

在 2015 年更新的《严重不良事件识别和报告指南》中，英国国家医疗服务体系写道："严重不良事件是指学习潜力非常大，或者对组织或患者造成严重后果的不良事件，需要额外资源来对其做出全面回应。"❶

英国国家医疗服务体系试图避开硬性定义的概念，因为这样会导致过度报告或不报告。（如果某机构在过去的一年或几年内没有报告任何严重不良事件，无非 2 种情况，一是临床服务质量好，二是缺乏管理。）因

---

❶ 英国国家医疗服务体系严重不良事件框架，第 12 页，英国国家医疗服务体系患者安全领域，伦敦。

此，英国国家医疗服务体系试图引导医疗保健机构避免简单地将不良事件的意外严重后果作为宣布严重不良事件的触发因素。

四、报告的其他原因

报告不良事件，除了监管要求外，可能还有其他原因。但这些原因可能会与监管机构的指导意见相矛盾，即"结果非不良事件"。对于某些服务，特别是新服务，向监管机构申报不良事件可能是因为合同要求，或者是专员的压力（所在单位要求申报不良事件）。其实，服务本身可以决定哪些不良事件需要报告。如果您欠缺经验，那么您先要审核该不良事件是否符合英国国家医疗服务体系的规定。

五、宣布不良事件的诱因

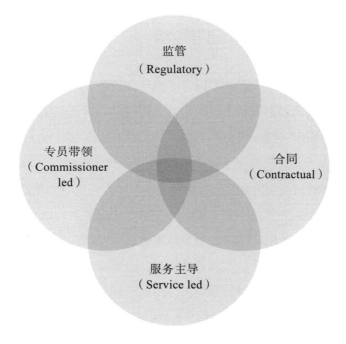

六、因果关系：大海捞针

不良事件的因果关系是识别不良事件的关键所在，但却常常被忽视。不良事件报告和调查的重点是能够识别并从中吸取经验。在识别医疗不良事件时，患者病情的严重程度并非重要考虑因素，这只是一个触发点，因为医疗行为可以改变病理的自然进程。关键问题是医疗干预（或缺乏干预）是否对患者造成了严重伤害或导致其死亡。在调查不良事件时，厘清因果关系至关重要，因为我们可以从中吸取经验。例如，医疗保健机构的某些服务可能会给患者带来不良后果，那么识别因果行为（或缺乏行为）可以使我们学会如何避免在未来做（或不做）同样的事情。患者医疗不良事件定义的关键要素是"导致"一词，即错误的医疗服务必然导致不良结果。也许，医疗过错不会形成不良结果，但出现不良结果一定与医疗过错有关。

七、代理确认因果关系：传统方法

许多服务必须尽快识别和报告严重不良事件。从不良事件报告的角度来看，关键问题是确认因果关系。这些服务机构通过使用 2 种常用的组合代理来识别严重不良事件的触发点。这些代理接近服务，也会导致意外的严重后果。可接近性是法律概念的延伸，它很重要，因为造成不利结果的原因很有可能与服务提供商有关，即患者接触的最后一个机构。虽然接近度在时间上没有硬性规定，但结合经验法则，如果患者在接受服务后的 24～48h 出现了严重的意外不良事件，那么应该考虑该服务可能与严重不良事件相关。在某些情况下，时间线可能会比这更长。如果患者的高危状况被疏忽或处理不当（可能包括未能提供足够的安全网建议），那么即使在接触后数天甚至数周内没有发生不良后果，潜在的严重不良事件也许仍然存在（例如，疏忽了深静脉血栓的形成时间，可能在数天或数周内不会造成伤害）。分析医疗不良事件要思虑周全，也许患者从接受医疗服务到出现不良后果的周期很长，会降低对因果关系的考量，但并不能排除因果关系存在的可能性。

八、意想不到的不良后果

目前，我们仍然无法判断是否会出现非预期的不良结果。解决这个问题的方式因人而异。在理想的情况下，由 2 名及以上的资深临床医生讨论不良事件并就患者管理达成一致。这是因为临床医生们会讨论，他们是否会给予相同的医疗方案，或者他们是否可以发现错误。这可以用"我认为我们做的一切都是照本宣科……"这样的话来概括，或者"我可能会以同样的方式处理这起案件，即我们不可能预测或改变这一结果"。虽然这种方法实用，表达的意见也可能是合理的，但这种方法有 2 个明显的缺陷。首先，这种调查方法不正规，无法保证调查人员的一致性，潜在的因果关系分析不够全面。其次，缺乏透明度和问责制。如果患者的死亡需要由验尸官或法医程序进行进一步调查，那么调查人员要全程跟踪并详细记录这个过程，否则无法决定该不良事件是否需要报告和调查。

九、识别严重不良事件的结构化方法：严重不良事件识别工具

严重不良事件识别工具（serious incident recognition tool, SIRT）是我研发的一个用于帮助评估潜在的严重不良事件的工具。在识别出潜在严重不良事件后的 24～72h，任何服务线的负责人都可以使用它来确定不良事件是否达到监管机构定义的"严重"水平，判断是否要使用根

本原因分析等技术进行深度结构化调查。它还可以对严重不良事件的投诉进行初步评估，然后用根本原因分析进行全面调查。该工具是对英国国家患者安全局设计的工具进行了改编和开发。英国国家患者安全局开发了一种称为不良事件决策树的工具，用于帮助管理部门评估医疗不良事件的严重程度。我重新改进了这个工具并提供了一种结构化和正式的方法来评估潜在的严重医疗不良事件。其优点是通过决策过程获得易于重现的结构，该结构可以从因果关系的角度剖析与不良事件相关的潜在因素。该工具不但可以用于构建评估潜在严重不良事件的方法，还可以存储和保留相关记录，这种方法可用于任何服务类型，无论是内科、外科或电话呼叫中心。我在一般医疗服务、紧急护理服务（包括非工作时间全科医生、紧急护理中心、监狱医疗服务和 NHS 111 服务）中有效地使用了该工具。并且该工具也可用于二级保健服务。使用时需要注意的是，服务负责人必须考虑适用于其服务的每个标准，并且可能需要指导员工根据特定服务线解释该工具的各个方面（见下文）。

十、严重不良事件识别工具

该工具考虑了 6 个与不良事件相关的要素。

- 结果。
- 接近度。
- 意图。
- 能力。
- 前瞻性。
- 替换。

后 4 个元素来自英国国家患者安全局的不良事件决策树。该工具可用于小组会议评估不良事件，临床和非临床人员均可参与病例评估。评估应由接受过严重不良事件调查培训且必须在充分理解的基础上能够灵活运用 6 个要素的资深临床医生来完成实施。

必须完成工具中的每一个部分，包含初始风险评估，并判断是否需要立即采取行动。

在使用该工具之前，尽可能多地获取初步信息。表 3-1 中的工具格式包括使用方法和说明。肯定的回答会触发行动。

表 3-1　SIRT：严重不良事件识别工具表

该工具旨在帮助临床服务识别可能需要结构化和深入调查的患者医疗不良事件。它本身并不确定护理与和不良结果之间的因果关系

病例 ID：_____　　　年龄：_____　　　性别：_____
不良事件日期：_____　审查日期：_____

此表格必须由接受过使用培训的工作人员填写。涉及医疗不良事件，应有 2 名资深临床医生参与考虑

	指　南	评　价
结　果	结果严重吗？	
	是否意想不到？	

- 严重 = 死亡或永久性残疾。严重后果可能还包括长期需要医疗或心理治疗，以及服务本身或患者及其代表认为是严重后果的任何结果。在此阶段，对患者或服务具有潜在严重后果的"险些错过"可能被视为肯定答案
- 意外 = 不是自然或直接由已确定且患者在不良事件发生时正在接受治疗的病理学引起的。如果所确定的病理具有潜在的严重后果，但在治疗时并未预料到严重后果，则该结果将被视为意外（对结果不感到惊讶并不意味着结果在意料之中）
- 如果结果问题的 2 个要素的答案都明确是否定的，那么发生严重不良事件的可能性很小，应根据非严重患者医疗不良事件的标准当地方案对不良事件进行调查
- 如果对任一结果问题的答案是肯定的，则进一步考虑下面的问题

接近度	不良事件是否发生在服务时间范围内，是否存在因果关系？	

- 这个问题必须由 ≥1 名指定的资深临床医生回答，并基于概率的平衡，换言之，结果是否更有可能？如果答案是肯定的，则继续考虑以下问题。如果答案是否定的，那么发生严重不良事件的可能性很小，应根据非严重患者医疗不良事件的标准当地方案对不良事件进行调查

（续表）

如果对 2 个问题的回答都是肯定的，则继续下面的评估

意　图	1. 临床行为是否与预期的不同？	
	2. 是否有证据表明故意造成伤害或提供次优护理？	

- 是否存在明显的意图错误？临床医生打算做 X，但做了 Y（例如，打算开具红霉素，但开具了青霉素）。这表明存在"失误"或错误
- 故意造成伤害的情况极为罕见，但可能发生在某些高风险环境中。如果怀疑其意图，高级服务负责人必须参与风险评估

能　力	1. 不良事件发生时服务是否因能力问题而存在风险？	
	2. 该工作人员是否参与了超出其能力范围的行为或因任何个人无行为能力而受到影响？	

- 服务能力问题是指服务内的能力与其需求之间的不匹配
- 能力与需求不匹配，是指工作人员的行为可能超出其能力水平，会导致异常和严重的结果。此外，还要考虑影响能力的个人健康 / 心理问题

前瞻性	是否偏离了指导方针、方案或标准安全实践？	

- 这是一个平衡的判断。由于未能遵循政策、指南、方案或最佳实践，是否可以预测严重不良后果？必须基于评估时可用的证据

替　换	员工的行为是否超出了预期的角色规范？	

- 排除前瞻性考虑（见上文），以相同能力工作的任何其他工作人员是否同样可能以相同方式行事？基于"普通"员工的判断：不是最好也不是最差

对上述任何问题的回答是肯定的，都应触发深入调查并考虑向专员和英国国家医疗服务体系宣布严重不良事件

风险评估	结果 =	
	可能性 =	
	风险 = 结果 × 可能性 =	

- ≥ 12 分的风险评分应促使对组织中最高级临床和处理（法律）级别的评分和风险进行审查。确认的风险评分 ≥ 20 分应提示董事会级别的通知
- 使用英国国家医疗服务体系风险矩阵和指南来完成风险评分

立即行动	是否指示立即采取行动基于	
	1. 风险评估？	
	2. 个体研究者因素？	

（续表）

- 风险评分 ≥ 12 分可能表明，在调查完成之前就需要采取措施以降低风险
- 故意超出能力、超出标准的做法或超出预期行为规范的员工可能需要立即进行个人风险评估，然后才能让他们继续开展工作

　　该工具适用于可能发生严重不良事件的情况，然后决定是否进行根本原因分析等深入调查，以及是否应通知监管机构和委托机构。第 4 章提供了有关使用严重不良事件识别工具的完整指南，以及工作病例和对特殊情况和特定服务注意事项的讨论。

十一、使用严重不良事件识别工具创建以安全为中心的学习文化

　　严重不良事件识别工具旨在提供一个清晰透明的流程以评估潜在的严重医疗不良事件。它是一种比较实用的评估方法并提供了一个基本原理，通过该原理，服务负责人可以判断是否需要报告医疗不良事件，或者判断是否需要使用根本原因分析深入调查不良事件，无论是个人还是团队，都可以使用此方法。实际上，使用严重不良事件识别工具并不妨碍进行标准的患者安全性调查，如果出现进一步的证据，表明需要进行根本原因分析，那么就可以使用该工具，并以标准结构化和一致的方式决定是否进行深度调查。组织可以有效地考虑一些流程上的问题，以确保此流程能够有效运行。

- 使识别严重不良事件的流程规范化。
- 对员工进行关于严重不良事件的培训，让他们知道严重不良事件是什么，以及识别它们的重要性。
- 同样重要的是，让他们知道哪些类型的病例不是严重不良事件，缺乏经验的工作人员往往会误解医疗服务的特性，误解潜在伤害，

将某些小不良事件高估为"严重不良事件"。

- 在您的服务范围内，为经过培训的团队制订一个协议，在24h内，使用正式流程（如严重不良事件识别工具）评估潜在不良事件。

- 允许任何一位员工向该严重不良事件识别小组提出不良事件（或一系列不良事件）以供考虑。

- 训练识别严重不良事件的小组如何使用正式流程或工具（如严重不良事件识别工具）进行识别。

- 确保记录和存储小组讨论和行动，这是不良事件调查流程的一部分。

- 确保团队知道如何上报符合监管机构门槛的严重不良事件。

重要提示

　　您与委托机构的患者安全和质量负责人会面讨论评估方法，这样可能会获得他们的支持。您可考虑邀请专员代表参加一次或多次严重不良事件识别会议，并介绍您的工作方法，听取他们的意见。在达成共识和建立信任后，如果后续调查表明，根据根本原因分析调查结果，不良事件可能从"严重"状态降级时，专员和服务机构比较容易达成一致。

现在让我们使用一些病例来更仔细地了解严重不良事件的识别。

第 4 章　使用严重不良事件识别工具鉴别严重不良事件：病例研究

以下病例有助于证明，使用正式流程识别需要深入调查的严重不良事件的价值。当我们熟悉了严重不良事件识别工具的基本原则后，我们将进行特殊病例的分析。

一、初步证据

在开展深入调查之前，需要收集大量的证据。然而，起初收集证据时会比较棘手，特别是在不良事件刚刚被发现时，证据较为零散，并且较为稀少。不良事件会以各种方式引起临床医生或服务负责人的注意，这通常会决定可用证据的数量。临床记录是证据的关键，但在做出决定之前，通常需要快速获取某些其他信息，以判断如何进行调查。

> **重要提示**
>
> 现在，让我们通过一些病例更仔细地了解严重不良事件的识别。一旦您发现自己正在考虑是否可能发生了严重不良事件，请记下它是如何引起您的注意的。正式的严重事故报告要求简要说明不良事件最初是如何报告的，这一点很容易被忽视，然后在调查的几周内发现很难追踪不良事件最初是如何被发现的。

时间表是您的助手。当信息来临，制作时间表就刻不容缓。时间表的制作包括记录不良事件时，那些首次引起您注意的日期和时间。因为在某些影响很大的情况下，此类信息很重要，当您的记忆随时间一点一点流逝，而仅剩有部分记忆时，您才知道哪些情况值得重视（表4-1）。

表4-1　初始证据清单

证　据	指　南	其他注意事项
临床病历	• 获取带有日期和时间的副本	• 注释必须保持不变，不要更正错别字
患者证据	• 是否需要联系患者或其近亲属以澄清联系细节 • 如果案件因患者投诉或评论而被曝光，请考虑该信息是否足以帮助做出决定——是否需要联系他们寻求澄清	• 如果病历记录不完整或不明确，可能会使初步评估变得困难。尽早与患者或其近亲属接触沟通，不要担心他们会因此而焦虑。大多数患者或家属在服务机构意识到发生了不良后果并确信服务机构正在调查该患者时，我们要富有同理心并给予他们帮助（见第5章"关于公开和坦诚"）
录音	• 如果该服务对电话联系人进行录音，则应在24h内获得这些录音	• 如果录音副本被延迟，请不要延迟决定
员工初步汇报	• 如果临床记录不清楚或不明确，请尽快联系工作人员以寻求澄清	• 电话访谈是可以接受的。记下日期和时间 • 如果在24～48h无法联系到员工，请不要拖延决定 • 如果使用录音电话，您应该告知同事谈话已被录音
与全科医生取得联系	• 紧急护理或急诊服务可能会考虑联系患者的全科医生以获取信息或协助收集信息	• 如果寻求信息，请注意权限问题。全科医生在指导家庭如何应对丧亲之痛时可能非常有帮助，并同意在可能敏感的患者中作为初始联络点，以促进与家庭的服务联系

二、病例研究

以婴儿安娜为例。我们从临床服务负责人的角度考虑该病例，该负责人接收到信息并确定这是否属于需要使用根本原因分析进行深入调查的严重医疗不良事件。

病例概要

- 周一晚上 7:00，安娜，12 月龄女婴，4 天前注射了常规疫苗，目前身体不适（1 天），由 NHS 111 服务机构转诊给了非工作时间全科医生服务机构。

- 转诊历经 2h，患者于当天晚上 9:00 就诊。

- 金医生对安娜进行了检查，他注意到孩子除了发热和抽搐发作之外，还表现出疲倦和不适。金医生诊断为疑似病毒感染，并给出了家庭处理的建议，孩子就回家了。

- 周三凌晨 3:00，安娜的母亲醒来，发现她的孩子似乎在"喘息"，于是拨打了 999。安娜被送往医院，几小时后死亡。

- 根据初步验血和腰椎穿刺结果，判断为细菌性脑膜炎导致了患儿死亡。

金医生是当地的全科医生的合伙人，他已经在非工作时间服务机构工作了几年。

当地儿科医生在凌晨处理了此案，通过电话向非工作时间服务负责人报告了这一患者。

重要提示

结果偏差是一种基于结果而不是行为本身来判断决策或行动的优劣的倾向。一旦有潜在的严重不良事件引起您的注意，您就会受到结果偏差的影响。您必须意识到偏差的存在，并提醒自己在做出决定之前客观地查看证据。克服结果偏差需要大量练习。最好假设它会影响您。正式调查过程（包括严重不良事件识别的正式过程）的价值在于，它可以减轻结果偏差对调查的影响，重要的是，如果未能识别结果偏差，它会对患者和工作人员产生影响。

这是严重的医疗不良事件吗？是的，毕竟，婴儿在与非工作时间的全科医生接触后，很短的时间内就死亡了。此时，重要的是要记住并思考在这种情况下适用的 2 个关键概念。

- 结果偏差。
- "严重"意味着需要进行深入调查或报告。

在这种情况下，"严重"并不意味着结果悲惨。在严重不良事件识别的过程中，严重意味着如下 2 件事。

- 对案件的深入调查可能会揭示具有重要价值的知识。在服务联系与后续结果之间存在因果关系的情况下，更有可能总结经验。
- 由于方案上希望达到最佳实践效果，因此结果可能会被认定为"严重"不良事件，但无论学习效果如何，都需要正式报告或深入调查。

使用严重不良事件识别工具等正式工具可能会有助于激发学习的潜力，因为它可以帮助我们确定医疗行为与医疗不良事件之间的因果关系。

如果需要对某些特殊病例类型（例如，所有儿童意外死亡或给定机构内的所有中度或重度自残不良事件）进行深入调查，那么最好的方法是组织内部先开展讨论，明确规范调查流程，使用严重不良事件识别工具将有助于明确后续的调查方向。

如果我们抛开结果偏差，重新审视婴儿安娜的死亡，我们有证据表明安娜是接受了非工作时间医疗服务后，短时间内死亡。安娜的父母曾告诉医院的会诊医生，安娜被诊断为病毒感染。一个非工作时间的全科医生让一个患有发热性疾病并诊断为病毒感染的孩子出院，看似合情合理的背后却是医院的失误。因为医院的调查表明孩子实际上患有细菌性脑膜炎，全科医生诊断错误，安娜问诊时正处于细菌性脑膜炎的前驱期。因此，非工作时间医疗服务与严重的意外医疗不良事件十分相关。我们忽略了非工作时间服务的全科医生的诊断，这也是"严重不良事件"。非工作时间服务的全科医生显然未能做出正确诊断，但是这一事实能否说明他能力不足？从这次不良事件中，我们肯定会学到重要的经验教训吧？

肯定会，因为在这种情况下，疾病的症状表现不典型，细菌性脑膜炎前驱期症状与病毒感染类似。因此，结合目前收集到的证据，对本案的深入调查后发现，或许我们早已知晓。患者有时会因疾病的自然过程和某些疾病（如脑膜炎）而死亡，即使最好的临床医生也可能因无法及早诊断出病情导致医疗不良事件。为了尽快做出决定，我们需要更多的证据，我们需要以更有条理的方式看待证据。

在与儿科医生交谈后（并记下此潜在严重不良事件的日期和时间），还会获得一份临床记录的副本。您可以从英国国家医疗服务体系 111 初始电话评估服务，以及金医生那里找到临床记录，他在非工作时间服务中给安娜看了病。

NHS 111 记录　时间：晚上 7:06

患者报告的病情指出：

"12 月龄，4 天前出现刺痛不适，持续抽搐 1 天。"

在英国国家医疗服务体系路径评估期间，111 健康顾问记录了以下用户描述。

颤抖，4 天前全身不适，出现刺痛，12 月龄，比平时睡得更多。

上周出现过感冒症状。

来自非工作时间 IT 系统的金医生的临床病历

到达时间：晚上 9:00

咨询开始时间：晚上 9:05

临床患者如下（注意：患者是从记录中逐字复制的，包括错别字和拼写错误）

病史

12 月龄，4 天前出现刺痛，一直很好，昨天有点不适，今天一直很正常，直到晚上她感觉很热，换尿布，又湿又脏，呕吐 1 次，抽搐 1min，随后再次好转。妈妈担心她很不舒服，在 20:00 给予患儿服用布洛芬，现在很疲惫。

检查

体温 38.7℃，脉搏频率 170 次/分，呼吸频率高，为 40 次/分，胸部听诊清晰，没有凹陷或鼻部肿胀。

诊断

发热和病毒性疾病。

处理

在 21:20 给予对乙酰氨基酚 5ml，在 22:00 监测体温。鼓励补水，如果体温下降，则可以回家，1h 后，睡眠、气色好转，体温降至 38.3℃，基本放心，按时服用对乙酰氨基酚和补水，如果担心再打电话。

最终诊断

病毒感染 NOS（viral infection NOS）。

处方

对乙酰氨基酚混悬液 120mg/5ml，500ml，每次 5ml，每天
4 次。

现有的证据使我们能够以某种方式评估这个病例。我们知道结果是
严重的医疗不良事件——死亡，这是意料之外的。它的发生在与非工作
时间的服务咨询有关联，这增加了服务中因果关系确定的难度。我们能
否回答有关案件处理的 4 个补充问题，以帮助我们确定服务联系人与最
终结果之间是否存在因果关系？

（一）意图

意图的含义是双重的。我们必须考虑医疗不良事件是否与临床医生
的意图相关。金医生是否打算让安娜在家服用对乙酰氨基酚？在这种情
况下，答案似乎很简单，因为操作与记录一致并且从临床角度来看是有
意义的。

是否有造成伤害的意图？在大多数服务中，人们可以自信地这认
为没有造成伤害的意图。在某些情况下，这个问题需要更仔细地考
虑，这在下面的"特殊考虑"下进行了处理。在这种情况下，假设无意
伤害。

（二）能力

能力也是双重的。结合病例，我们知道金医生是当地的全科医生合
伙人，他已经为非工作时间服务工作了好几年，因此金医生具有一定的

专业能力。判断金医生在诊疗时，是否存在干扰他诊断的因素是非常有用的。解决这个问题的唯一方法是直接询问金医生。因此，我们必须给金医生打电话。

第二个能力是服务本身的能力。当时的服务是否超负荷运转，以至于可能会给员工带来压力？要将其作为潜在因素，我们必须考虑能力和需求之间存在异常不匹配的情况，而不仅仅是忙碌或非常忙碌的一天。在这种情况下，我们有 2 个有用的信息。首先，安娜的父母在晚上 7:00 进行电话问诊，并在 2h 后，即晚上 9:00 进行了预约，5min 后，金医生为安娜诊治。就本次评估而言，很明显，在这种情况下，服务能力没有问题。

（三）前瞻性

前瞻性是不良事件评估中最难解决的问题之一。前瞻性评估存在主观因素，因此需要结构化的方法。我们必须要考虑临床医生在诊断时，是否对疾病已经有了前瞻性的预判。不要期望临床医生每次都能做出正确的诊断，虽然他们一直被期待着。因此，临床医生必须做到以下几点。

- 建立充分的不良事件历史记录。
- 进行相关检查。
- 对正在发生的事情发表意见。
- 提供与他们形成的意见相适应的处理方法。

重要提示

前瞻性评估的困难在于，调查人员总是利用事后的好处来进行评估，要消除这一点是非常困难的。试着想象一下，您正在将病例作为简单的例行检查，并且患者已经完全康复。病历中的内容是否明显超出正常情况，可能需要特定的反馈。

评估咨询和处理的原则是，追求合理而非完美。请务必记住，您正在阅读金医生对有关咨询内容的记录。这不可能包括所说或所做的一切。因为金医生似乎已经获得了所发生事情的合理经过。可既然我们知道悲惨的最终结果，我们当然也不难联想到其他我们希望所见之事并将其记录，但毫无疑问的是，我们需要有足够的信息来了解发生了什么。检查包括许多相关且重要的体征，以便人们可以看出金医生正在寻找病因。我们希望看到的某些信息可能缺失，应该注意这一事实，但仅凭这一点不能对前瞻性问题给予积极回应。未能记录每一个潜在的症状或体征本身，并不表明咨询存在重大问题，并且由此推断潜在的因果关系。

金医生的诊断是"发热和病毒性疾病"。他在诊所让安娜服用了一些对乙酰氨基酚，1h 后给她复查，发现她的体温略低，而且她正在睡觉，仿佛气色更佳。他建议服用对乙酰氨基酚，如果有任何疑虑，请致电询问。

总的来说，人们可以认为这一评估是合理的。这些症状和体征表明患者患有传染病。生命体征有点异常，但并不明显。没有具体提到皮疹或脑膜炎，金医生可能没有考虑或观察到这一点，但记录了体温、脉搏、呼吸频率和其他儿童观察结果的临床医生可能也评估了脑膜炎。病毒性感染的诊断似乎是合理的。

重要提示

不良事件调查员不是医学律师，"如果没有书面说明，就不会发生"的规则不适用。如果你有证据表明是什么以某种方式左右了你，你可以根据概率的平衡来形成观点。

在第二次检查时，金医生只记录了体温。我们需从病历本中寻找答案，患儿服用了对乙酰氨基酚后，体温轻度下降且气色略有好转，医疗

处置结果是让患儿回家并口服对乙酰氨基酚进行治疗，如果有问题就立即咨询。处理方式似乎是合理的，但实际上，金医生需要详细记录患儿的生命体征。人们也可能会质疑，因为患儿服用了对乙酰氨基酚，1h 后，她的体征好转是否有意义，虽然不完全正确，但对于最终结果来说并不重要。

如果您觉得该病例中有些问题被忽略了，那么您是正确的。多次审阅患者后再得出结论是一个好习惯，您审阅一次临床记录后，休息 1h，然后再审阅一遍，您会发现疏忽了一些内容。因此，由于重要的细节被忽略的可能性极大，所以要求 ≥ 2 名负责人审查数据才是规范有效的。如果这个要求难以实行，则应当采用间歇性多次审阅的方法。当我审阅安娜的病历时，注意到金医生写的是"发热性不适和病毒性感染"，而不仅仅是病毒性感染。显然，发热的问题被忽视了。事实上，金医生记录了安娜抽搐的体征，这应当引起关注，并将患儿转至当地儿童医院进行治疗（目前英国推荐的做法）。关于这种方法的价值是存在争议的，很可能金医生当时没有将安娜转诊到医院是有充分理由的，但从"前瞻性"的角度来看，我们发现了一个重大问题。因为根据当前的英国最佳实践指南，婴儿安娜应该被转诊而不是回家。由于我们对案件知之甚少，我们不知道未转诊的原因。就我们所掌握的信息来看，金医生并未遵循最佳诊疗标准。对于潜在的严重医疗不良事件，只要此类不良事件明显偏离了标准，尤其是标准被纳入为地方政府或国家的政策指南中，那么潜在的因果关系也就随之产生了。这将会构成确认不良事件"严重"的理论依据，以及需要进行深入调查的理由。

替代。在任何服务线内，能够为替代测试建立基准点是很重要的。一般而言，替代是基于有经验的同事的意见。目前来说，这仍然是一种有价值且有效的方法；然而，在许多服务中，基准的主观因素仍然少量存在，即服务审计。非工作时间和 NHS 111 呼叫中心服务都使用过国家验证的审计模板工具，以审计其员工的临床工作。员工经过培训并被聘为审核员。如果缺乏正式审计环节，那么在其他类似服务中使用的审计工具可能会被调整，以建立更客观的评估，从而达到代替测试的目的。例如，非工作时间审计工具可用于工作时间的一般实践评估。金医生的评估是使用英国皇家全科医生学院（Royal College of General Practitioners，RCGP）的非工作时间全科医生审计工具进行的。金医生由于失误而被扣分，但得分在平均范围内。本书进一步考虑了使用审计工具来评估病例。

重要提示

不要个性化审查过程，这可能导致产生盲点。在评估婴儿安娜的病例时，我首先想象我如何处理这个患者，之后再来评估报告。我认为描述的抽搐发作很可能是强直性的，而不是惊厥。我最初疏忽了金医生在病历中记录的"发热性不适"的重要性，因为我自己在脑海中把这种可能性排除在外。在评估咨询时，尽量避免从您会如何处理患者的角度考虑临床情况，而是要专注于发现发生了什么。

如何使用正式评估工具记录上述评估？参见表 4-2。

解释评估过程需要一些时间，但可以看到，在实践中对病例进行正式概述并记录下来不会耗时过长。切勿将案件的初步评估与更深入的分析混淆，这一点要铭记于心。关于此病例，我们希望尽可能地探索深挖，但在最初的评估过程中，重点是判断案件是否达到需要报告的严重程度。

在这个阶段还要考虑另外 2 个因素。一是对案件的风险评估，二是是否需要立即采取行动。

表 4-2　SIRT：严重不良事件识别工具

病例 ID：12345
年龄：12 月龄
性别：女
不良事件日期：03/08/2015
审查日期：05/08/2015

	指　导	意　见
结　果	结果严重吗？ 是否意想不到？	是：结果 = 死亡 显然没有预料到
接近度	不良事件是否发生在服务时间范围内，是否存在因果关系？	是：30h 内 我们是否疏忽了本应做出的诊断？
意　图	1. 临床行为是否与预期的不同？ 2. 是否有任何证据表明故意造成伤害或提供次优护理？	否：按预期操作 没有故意伤害的证据
能　力	3. 不良事件发生时服务是否因能力问题而存在风险？ 4. 该工作人员是否参与了超出其能力范围的行为？	否：基于预约时间和到达后看到的时间 否：有经验的全科医生，个人能力问题在此阶段未澄清
前瞻性	是否有任何个人偏离了指导方针、方案或标准安全实践？	可能是：诊断为热性惊厥 未能转诊：未按照国家和地方指导方针采取行动
替　换	员工的行为是否超出了预期的角色规范？	否：在审计标准的平均范围内得分
风险 评估	结果 = 可能性 = 风险 = 结果 × 可能性 =	（见下文）
立即 行动	是否指示立即采取行动基于 1. 风险评估？ 2. 个体研究者因素？	（见下文）

（四）风险评估

风险评估是一般管理，尤其是不良事件调查中的一项关键技能。这项评估通常不能得到良好执行，这主要是因为人的主观性过强——我们难以理解概率。英国国家医疗服务体系使用标准风险矩阵，将结果和可能性或概率分为 5 个潜在级别。其中，风险是结果与概率的乘积，因此潜在的最大风险评分可能为 25 分。

结果相对容易识别，潜在的结果在英国国家医疗服务体系风险工具中得到了很好的描述。

概率比较难，具有特定性。英国国家医疗服务体系工具对数字和文字的概率均有说明（表 4-3 和表 4-4）。我们应该首选用数字而非文字来确定概率，因为这些文字包含"可能"等词汇，这些描述词非常模糊，所以会导致粗心大意的人选择它们作为安全的中间选项。事实上，"可能"等同于相对较高的发生概率，这会影响风险评估。对于大多数不良事件，再次发生的概率分数应该非常低，为 1～2 分。如果发现自己的得分高于此值，那么您发现了服务中存在非常高的风险，需要立即暂停，或者更有可能是您的概率得分有误。

由于婴儿安娜死亡，我们的结果得分将是最高的 5 分。我们现在需要考虑不良事件再次发生的可能性。一个潜在的误导因素是，即使是有经验的临床医生也很容易错过对脑膜炎等疾病的诊断，尤其是在脑膜炎的早期阶段。他们可能倾向于使用一种逻辑，即缺失前驱期脑膜炎的诊断是常见的；您可能还记得，甚至查过数据，多达 50% 的脑膜炎患者在入院前曾在初级或急诊机构就诊，但未被发现患有脑膜炎。你可能会从中得出结论，在类似的情况下，有 50% 的概率会出现另一个不良事件，这是相当高的。毫无疑问，这是一个"概率"不良事件，甚至很有可能发生。因为，被认为"可能"的不良事件发生的概率是 1/100，而相关的诊断可能会被疏忽。虽然脑膜炎出现漏诊的风险确实很高，但我们暂且不去评估它的风险。我们要考虑到风险是双重的。首先，一定存在脑膜炎患者，其次，它一定被疏忽。幸运的是，脑膜炎非常罕见。许多患者进展快且症状明显，父母发现后会直接呼叫紧急服务，患者也会从全科医生诊所转至医院。目前，只有罕见病群体被漏诊的风险相对较高，这是一个微小的数字。事实上，被确诊的罕见病患者很少，因此相关的医疗不良事件再次重现的可能性极低。数据显示，县级规模的非工作时间服务每年会接诊 2 万～3 万名儿童，其中有 1 万人可能患有发热性疾病，而脑膜炎患者可能 ≤ 5 名，甚至是 0。这意味着，不良事件再次发生的可能性 < 1/1500，因此可能性分数为 1 分，总体风险是 5 分。

表 4-3　结果或后果

结果等级	
1	无害
2	轻度伤害
3	暂时的中度伤害，持续时间 < 1～2 个月
4	暂时的严重伤害或永久性的中度伤害
5	严重伤害或死亡

表 4-4　风险再次发生的概率或可能性

等　级	NHS 口头描述	评　价	以数字表示的概率分数
1	几乎不可能		1/1500
2	不太可能	口头描述更有可能导致概率分数偏向比现实更高的水平。尝试将概率转换为数字，如下例所示	1/750
3	可能		1/500
4	很可能		1/100
5	确定		1/75

> **重要提示**
>
> 　　请尝试将可能性评估转换为可衡量或可估计的数字，避免使用可能具有误导性的口头描述。

　　我们发现，与金医生讨论任何可能影响他当晚判断的个人能力问题是有帮助的。然而，在本病例中，认知评估却毫无意义，因为预见测试呈阳性。无论如何，在慎重权衡之下，我们仍然选择拨通电话，告知金医生小安娜已经过世的噩耗。金医生会沮丧，这是意料之中的事，此外，他可能还需要一些支持，这个问题将在关于公开和坦诚的部分进一步讨论。除此之外，还有另一个更紧迫的理由需要联系金医生。我们已经确定，金医生没有将一个被诊断为热性惊厥的孩子转诊至上级机构。这表明金医生的临床知识可能存在重大差距，而且可能会使患者处于危险之中。在金医生接诊其他患者之前告知这一点很重要，他需要在充分掌握儿童热性惊厥诊断指南后才能继续接诊。然而，他也可能故意不让安娜去看儿科医生，因此，在不良事件未得到妥善解决之前，谨慎的做法是阻止金医生与患者接触。严重不良事件识别工具的最后部分如表 4-5 所示。

表 4-5　严重不良事件识别工具

风险评估	结果 =5 可能性 =1 风险 = 结果 × 可能性 =5	风险评分 =5 分
立即行动	是否指示立即采取行动基于以下哪种因素 1. 风险评估 2. 个体研究者因素	• 没有根据风险立即采取行动 • 诊治患儿的医生退出临床评估，等待对未将患者转诊至儿科这一行为的进一步问讯

为识别"严重不良事件"而评估和记录案件的正式方法很有价值，因为它不仅为后续调查提供了正式起点，而且还可以指明如何确定调查范围或委托任务范围。当决定不宣布正式严重不良事件时，潜在严重不良事件的正式评估则有助于提供审议记录。考虑病例研究：阿诺德。不良事件详情如下。

三、病例研究：阿诺德，2015 年 10 月 22 日

周五 10:00，卡恩（Khan）医生在诊疗室接诊了一名 89 岁的患者阿诺德。阿诺德报告为短暂的咽痛、流鼻涕、湿性咳嗽和气短。阿诺德患有高血压，目前已得到控制，他生活能够自理，并且仍然可以开车外出购物。

卡恩医生为其诊断为下呼吸道感染，并给予抗生素治疗。当晚 8:00，阿诺德的女儿因为担心父亲的呼吸问题，打电话给 NHS 111 电话评估服务，联系当地非工作时间服务的全科医生上门问诊。全科医生到达后，阿诺德已经昏倒，通知救护人员进行抢救，不幸的是阿诺德已经无法复苏。

周一早上，阿诺德的常规全科医生史密斯医生与当地验尸官讨论了此案，并同意可以出具一份死因医学证明，死因被列为支气管肺炎。

周二，实习医生接到了阿诺德女儿的电话，她对她父亲的去世感到十分愤怒。她希望提出投诉，并表示如果卡恩医生让他住院，她的父亲就会活着。

卡恩医生是一名麻风病医生，他在 12 个月前获得了全科医生的资格，并且之前曾在该诊所工作过 3 次。

高级合伙人辛格（Singh）医生完成了对不良事件的正式结构化评估，以确定是否可以快速确定案件的严重性。

在这种情况下，可以从 IT 系统获取临床记录。

临床 IT 记录

临床记录——时间 22/10/2015；10:00—10:12

"2/7 上呼吸道感染，临床表现为流鼻涕、咽痛——现咳嗽 ++ 伴有绿色痰。无胸痛。轻度气短。自觉发热。BM 水平正常——10。饮酒，去年患有胸部感染。体温 38.8℃，脉搏频率 98 次 / 分，血压 144/84mmHg，心脏急救评分 Ⅰ + Ⅱ+0，血氧饱和度 96%，呼吸频率 18 次 / 分，有口语能力，定向 TPP，减少 AE 右下叶肺炎，叩诊声音沉闷。

诊断右下叶肺炎。治疗——阿莫西林 500mg，每日 3 次，21 天。

如果出现胸痛或气喘，记得紧急求助。如果没有好转，下周再来复诊。"

辛格医生开始完成严重不良事件识别工具（表 4-6）。

表 4-6　SIRT：严重事故识别工具表

病例 ID：× 先生
年龄：89 岁
性别：男
不良事件发生日期：22/10/2015
审查日期：26/10/2015

	指　导	意　见
结　果	结果严重吗？ 是否意想不到？	是：结果 = 死亡 是：并不意外，但当时并未料到
接近度	不良事件是否发生在服务时间范围内，是否存在因果关系？	是：在 36h 内

（续表）

意 图	1. 临床行为是否与预期的不同？ 2. 是否有证据表明故意造成伤害或提供次优护理？	否：按预期行动，无意造成伤害
能 力	3. 不良事件发生时服务是否因能力问题而面临风险？ 4. 该工作人员是否参与了超出其能力范围的行为？	否：日常工作量 无：完全合格且经验丰富，没有已知的个人能力问题

辛格医生在处理前瞻性和替代性问题上略显吃力。辛格医生认为卡恩医生的评估是全面的，他的病历比自己的病历更好。辛格医生知道，他当地的非工作时间服务机构会对他在服务时所做的工作进行临床审核，但他不熟悉如何对审核进行评分。他认为，基于调查的基本原则，卡恩医生的记录包括相关风险因素的疾病史、全面的相关检查，似乎诊断无误并给予了正确地处置。卡恩医生甚至将安全建议记录在案。所以，卡恩医生的行为完全符合全科医生的预期。

这使辛格医生不得不考虑前瞻性的问题。肺炎，对于老年人来说是一种潜在的高危疾病。辛格医生认为，考虑到卡恩医生所记录的内容，他也会以相同的方式治疗阿诺德，不会让他入院。他没有能够观察到任何被卡恩医生疏忽的危险信号或症状。

（一）通过肯定来验证

一名或多名高级医生同意其同事的行为是合理的，这本质上是一个通过肯定来确认的过程。高级医生表明，在相同情况下，他们也会这样做。这种肯定在医学中有着悠久的传统，并且依然是不良事件调查和法医案件中评估的基石。肯定式验证的一个缺陷是会有同事存在意见分歧，如果事后聪明式偏差蔓延到评估中，意见分歧将会更大。通过肯定来验证也会引发一种担忧，即一个职业在保护自己避免外部审查。

（二）目标验证：指南和方案

当考虑前瞻性测试时，病历记录具有重要意义，其他相关数据源也可为制定政策、指南或方案奠定重要基础。一个标准化的指南或政策是经过国家验证并认可的。当然，本地政策和方案也是有用的。在这种情况下，辛格医生回忆说，有评估和管理社区获得性肺炎国家指南。在互联网上快速搜索后，他找到了 2014 年 12 月发布的英国国家卫生与临床优化护理研究所（National Institute for Clinical Excellence，NICE）指南 CG191 及 CRB65 工具的使用指南。

初级保健死亡风险评估的 CRB65 评分

CRB65 评分是通过对以下每个预后特征给予 1 分来计算的。

- 心慌。

- 呼吸频率加快（≥ 30 次 / 分）。

- 低血压（舒张压≤ 60mmHg 或收缩压＜ 90mmHg）。

- ≥ 65 岁。

将临床判断与 CRB65 评分结合使用，以告知患者医院评估的决定。

- 考虑为 CRB65 评分为 0 分的患者提供家庭护理。

- 考虑对所有其他患者进行医院评估，尤其是那些 CRB65 评分 ≥ 2 分的患者。

辛格医生确信卡恩医生的行为符合当前的英国国家指导方针。阿诺德按他的年龄得到 1 分，但其他方面都符合 CRB65 工具的评分阈值范围。

在使用正式评估工具（表 4-7）时，辛格医生说服自己，卡恩医生的诊断是合理的，虽然阿诺德是意外死亡，但毫无悬念，其结果与肺炎正常病理过程的结局相吻合。虽然卡恩医生完全在其职责范围内，且符合社区获得性肺炎的英国国家指南，深入调查意义不大，但是辛格医生可能仍会选择调查此案，若用根本原因分析全面调查价值不大。如果辛格医生可以给阿诺德的女儿一个满意的答复，辛格医生只会记录他对案件的考虑，不会报告和开展更深入的调查。

表 4-7　正式评估工具

前瞻性	是否有任何个人偏离了指导方针、方案或标准安全实践？	否：社区治疗符合英国国家卫生与临床优化护理研究所和 CRB65 工具中的国家指南
这是一个平衡的判断，由于未能遵循政策、指南、方案或最佳实践，是否可以预测严重不良后果的可能性？必须基于评估时可用的证据		
替　换	员工的行为是否超出了预期的角色规范？	否：符合初级保健最佳实践的治疗
排除前瞻性考虑（见上文），以相同能力工作的任何其他工作人员是否同样可能以相同方式行事？基于"普通"员工的判断，不是最好，也不是最差		
对上述任何问题回答"是"应引发深入调查并考虑向专员和英国国家医疗服务体系宣布严重不良事件		

关于严重不良事件识别工具和评估潜在严重不良事件的更多示例，请访问 www.PatientSafetyInvestigations.com。

一旦确定发生了需要调查的严重不良事件，您就应该开展根本原因分析调查。在执行此操作之前，您需要考虑如何与患者或相关亲属，以及您自己的员工进行沟通。在下一章中，我们将简要讨论公开、坦诚和责任的问题。在不良事件调查方面，我们真的渴望拥有一种"无责"文化吗？

第 5 章　投诉文化：公开、坦诚和指责

> "人孰能无过——掩饰是不可原谅的。"
>
> 美国卫生部前首席医疗官利亚姆·唐纳森爵士
> （Sir Liam Donaldson）于 2004 年 10 月 27 日在华盛顿特区
> 召开的世界患者安全联盟启动仪式上发表的讲话

在启动根本原因分析调查之前，需了解坦诚责任的含义，并思考与医疗保健相关不良事件的调查和报告相关的无责文化是有必要的。

- 在英国，任何在英国护理质量委员会（Care Quality Commission, CQC）注册的医疗保健机构都必须承担法定的坦诚义务。
- 大多数临床医生和服务管理者都知道这一事实，但许多人很难理解这在实践中的实际含义。
- 严重不良事件调查旨在确定经验教训，而不是推卸责任。
- 实际上，最后一句话并不正确。

一、坦诚责任

任何一个国家 / 地区的医疗保健监管机构和专业管理机构都有文件支持诚实和公开。如果出现问题并且患者受到伤害，我们（医疗保健机构）必须承认和道歉，并弥补犯下的过错。在英国，承认的概念已经超出了专业指导的范围，被纳入了法律法规。这主要是由于费朗西斯对斯塔福

特郡中部英国国家医疗服务体系基金会信托基金不良事件的报告，以及道尔顿和威廉姆斯随后关于可能违反了坦诚义务的规定的报告。《2008 年卫生和社会保健法（受监管活动）》（2014 年修订）第 20 条规定了坦诚责任的全部细节。

《2008 年卫生和社会保健法（受监管活动）》（2014 年修订）

第 20 条

- 责任人必须以公开和透明的方式与相关人员沟通护理和治疗的方案。

- 在意识到发生了应报告的医疗不良事件后，在合理切实可行的范围内，责任人必须根据第（3）条，通知相关人员发生了医疗不良事件，并提供合理支持。

- 根据第（2）(a）条，发出的通知必须由责任人的一名或多名代表亲自告知不良事件经过，说明责任人已知晓不良事件内容，同时告知相关人员，责任人需要对不良事件展开调查，并给予道歉，同时详细记录这一过程。

- 根据第（2）(a）条，必须向相关人员发送的书面通知，需包括根据第（3）(b）条提供的信息、（3）(c）条调查的详情、不良事件的调查结果，并道歉。

- 如无法亲自联络相关人员，或他们拒绝与责任人代表交谈，则不适用第（2）至（4）条，并应保留一份书面记录，试图与相关人员联系或交谈。

- 注册机构必须根据第（4）条保留与相关人员的所有通信副本。

- 本条例说明。

- 本条例中，"道歉"是指对报告的医疗不良事件表示悲伤或遗憾；"中度伤害"是指因治疗而带来的显著的可逆性伤害；"中度意外治疗"是指意外重新手术、意外再次入院、护理时间延长、住院或门诊时间延长、取消治疗或转移到另一个治疗区域（如重症监护室）。

- 第（8）和（9）条，解释"应通报的医疗不良事件"含义；"长期疼痛"是指相关人员已持续疼痛 28 天以上。

- "长期心理伤害"是指相关人员已持续经历 28 天或以上的心理伤害。

- "相关人员"是指患者或其委托代理人。

  - 在患者死亡时。

  - 患者未满 16 岁且无能力就其护理或治疗做出决定。

  - 患者已满 16 岁且缺乏处理能力。

- "严重伤害"是指身体、感觉、运动、生理或智力功能的不可逆转性损伤，包括切除错误的肢体或者器官脑损伤，这与不良事件直接相关，与服务使用者的疾病或潜在状况的自然过程无关。

• 就医疗服务机构而言，"应报告的医疗不良事件"包括在监管活动期间发生在患者身上的任何不良事件，根据医疗保健专业人员的合理意见，这些不良事件可能导致，或者已经导致患者死亡，且死亡与不良事件有直接关系，而不是与服务使用者疾病或潜在状况的自然过程有关，或者对服务使用者造成严重伤害、中度伤害或长期心理伤害。

• 就任何其他注册人士而言，"必须通报的医疗不良事件"是指在提供受规范管理活动期间发生在服务使用者身上的任何意外或意外不良事件，而医疗保健专业人士认为该不良事件似乎已导致如下情形。

> – 患者死亡，死亡直接与不良事件有关，而不是与服务使用
>   者疾病或潜在状况的自然过程有关。
> – 患者的感官、运动功能或智力受损，已持续或可能持续至
>   少 28 天。
> – 患者身体结构的改变。
> – 患者经历长期疼痛或长期心理伤害。
> – 缩短患者的预期寿命，或者需要由医疗保健专业人员进行
>   治疗预防。
>   ◆ 患者死亡。
>   ◆ 对患者造成任何伤害，如果不及时治疗，将导致（a）项
>   中提到的一种或多种结果。

这是一个细致严谨的条例。在我看来，关键细节包含在第一项和第二项中。

- 我们必须公开透明。
- 当发生"应报告"的医疗不良事件时，我们要履行坦诚责任。

第 8 部分和第 9 部分确实对坦诚责任进行了界定，将中度伤害写入第 8 条，履行法定义务的责任。以往"中等伤害"不良事件不会被通报。当将此新法规与修订后的英国国家医疗服务体系关于识别严重不良事件的指南对比时，可以发现，在报告的严重不良事件时，仲裁的关键因素并非是不良事件的严重程度。如果造成的伤害是不可逆的，则需要报告该不良事件。正是出于这个原因，我一再强调我们务必将识别不良事件的过程正式化，尤其是能够确定潜在因果关系的不良事件。至少在我看来，我们不仅需要能够识别严重不良事件的发生，而且对于我们如何得出这一结论的过程也需要保证公开透明。

> **请记住**
>
> 　　如果医疗保健机构的作为或不作为对患者造成伤害，就会发生医疗不良事件。

如果伤害和意外导致的不良结果是患者自然病理过程的结果，则不算不良事件。

这意味着，在确定不良事件的因果关系之前，您无法确定是否要履行坦诚义务（除非该不良事件从未发生过，在这种情况下，因果关系可能从一开始就很明显）。

因此，在事件调查完毕之前，或者至少在因果关系问题完全澄清的阶段，坦白的全部职责——承认、道歉与补救完全不适用。在此之前，应通知患者及其家属已确认不良事件并正在调查中。当患者在接受服务期间或之后遭受不良后果时，表示同情和道歉是完全正确和合理的，但无须承认这是规范流程。

法规规定，必须在报告不良事件之后才能将不良事件的全貌告知患者，这在一定程度上不够公开透明。我建议在发生应报告的严重不良事件时，以及在确定需要对其进行深入调查（根本原因分析或增强的重大不良事件分析）时，即使尚未通知监管机构，也要增加与患者或亲属的沟通接触。也许这会增加你的工作量，但也会从中受益。当患者或亲属在不知情的情况下发现不良事件被调查时，解决不良事件所带来的影响会非常棘手，且难以获得他们的信任。

本书第 6 章，会介绍与患者及其家属接触沟通的方法。

二、无责文化

临床管理的口头禅是，使用根本原因分析进行严重不良事件调查完全是为了从中吸取经验，而不是追究责任。任何人如果曾参加过验尸官的研讯，并接受验尸官或律师等相关人员关于患者意外死亡的询问，可能会认为我的方法不包含这一理念。然而，当人们考虑到必须公开和坦诚时，尤其是当人们在履行坦诚义务时，您就会发现临床管理错了，进行不良事件调查完全是为了追责。

在后面的章节中，我将介绍这一内容，但我觉得在这一点上，我有理由尝试澄清一些在过去 10 年中确实给我带来了很多挫折的事情。让我重申一次，我们的文化与无责文化相反，我们目前的管理文化都是关于追责的。这是不容置疑的。遗憾的是，我们没有承认这一点，以至于我们不能够更好地准备应对后果。

牛津在线词典是这样定义责任的。

责任

　　因工作失误，而应承担不利后果或强制性义务（"责任"，http://www.oxforddictionaries.com/definition/english/blame，2016 年 8 月 1 日访问）。

"责任"一词的主要含义是让某人或某事对其行为的后果负责。这其实正是法定坦诚义务的用意所在。这也是根本原因分析的意图。两者都是关于识别和接受行动的责任。他们本应如此。责任实际上并不是一件坏事。作为专业人士，即使行为出现意外或导致了意外错误的结果，我们也必须能够为之负责。

当我们谈论关于不良事件调查的无责文化时，我们的想法是，如果伤害是由于不可避免的人为或系统性错误造成的，我们不会严厉地评判或批评某人的行为，这些行为在很大程度上超出了他们的控制范围。当然，即使这样也有其局限性。虽然根本原因分析调查不会探讨临床疏忽行为的问题，但预计任何此类行为都会被识别并提交给适当的调查渠道。

因此，尽管我将继续倡导关于根本原因分析调查方面的"无责"文化，但我认为重要的是，我们必须意识到，"无责"并不意味着没有责任。我们的目标不是严厉批评和评判同事的作为或疏忽，我们中的任何人在相同情况下也可能会同样行事。然而，我们也必须要做好准备，为出现的问题确定责任。

三、处理责任

在联系或参与有关不良事件的讨论之前，请确保您非常清楚该不良事件的责任级别。

确保所有相关人员都同意任何性质和程度的披露。在承认造成损害的责任时，考虑就所用措辞的性质提出法律建议。在责任级别未确定或可能存在部分责任的情况下，诚实是最好的方法。告知正在调查不良事件，或者告知调查表明服务中的作为或疏忽，似乎至少要对所遭受的部分伤害负责。

四、诉讼：房间里的"大象"

在所有关于公开和坦诚的美言背后，个人和组织都担心患者或其代表会采取法律行为。他们会要求赔偿或对所谓的过失提起诉讼。极有可能，他们会要求赔偿或因涉嫌过失提起诉讼。有大量证据表明，公开和坦诚不会增加诉讼的可能性——人们要么愿意（或被说服）去找律师，要么无动于衷。过度思虑事件发生的可能性十分消耗时间和精力。赔偿和潜在的过失索赔问题属于专业问题，一旦提出，应立即提交给法律顾问。临床医生和临床管理团队发表的评论不要偏离我们的专业领域，避免而混淆视听。有一些技巧可以在法律问题和我们的坦诚义务之间保持界限。

重要提示

一般来说，除非因果关系问题是绝对清楚的，否则将服务中的任何失败与遭受的伤害分开是有帮助的。

- 对于我们服务中的失误，我深表歉意。
- 非常抱歉您受到了伤害。

避免使用如"我很抱歉我们服务中的失误导致您受到伤害""我很抱歉我们做了……让您受到了伤害"。这些句子意味着承认行为和结果之间存在因果关系。

分析服务中的纰漏与遭受的创伤，这会为相关的临床医生和服务机构提供一些保护，使其免受任何错误暗示行为而造成伤害的影响。坦诚是双向的，诚实并不意味着承认或为您没有做过的事情道歉。从长远来看，员工向患者及其家属进行公开、诚实的沟通并使用沟通技巧会有更好的效果。

五、道歉和补救措施

如果发生错误，则有责任道歉并提供某种补救措施。道歉是一个敏感的问题，所以尽量避免公式化的回应。仅仅在接到投诉时说您很抱歉，这是不够的。尝试从患者或亲属的角度看待问题，因为这将有助于您做出真诚和更个性化的道歉。尝试明确与此特定不良事件相关的详细信息，将这些内容包含在道歉中，以证明您了解不良事件对患者的影响。

补救措施能够证明您从不良事件中吸取了经验。您的经验和建议（见第 13 章和第 14 章）是补救措施的基础，以证明你的学习，以及你是如何采取行动的。此外，你还需要考虑患者是否需要进一步的治疗或护理。这是另一个需要进行理智和富有同情心的成熟对话的领域。患者现在怎么样了？亲属又如何？他们仍在持续接受治疗吗？他们需要进一步治疗吗？

如果患者或亲属需要持续治疗，则提供合理帮助以实现这一目标是坦诚责任的一部分。这并不意味着您或您的服务机构必须支付私人治疗费用或在您的专业领域之外自行提供护理。您需要做的是联系患者的全科医生，或者，如果您就是他们的全科医生，请转诊以使其获得进一步的护理。

六、解决冲突

尽管您竭尽所能地治疗患者，但在某些不良事件发生后，对方可能会情绪激动。即使您提供补救措施，可由于您的经验和建议不被患者或其代表认可，他们可能会认为您并未全力以赴。您无法使所有人满意。

对于不太重要的病例（如险些犯错），其中存在相对较小的冲突，但仍会引起患者或其代表的不满，请承认自己给他们带来的痛苦并考虑以他们的名义向他们所选择的慈善机构小施一笔吧，这是一种富有同情心的方法，使人们能够感受到他们的痛苦已被感同身受，并接受已经发生的事情，继续前进，挽回他们的面子。

如果存在重大冲突，您可以使用以下多种策略。

- 争取时间反思。我们一致认为在这个阶段，您难以统一大家对这些问题的看法。建议双方进一步反思提出的问题，并敲定在1周或1个月内再次会面进行进一步的讨论。时间确实有助于平息最初的情绪，也提供了反思的机会，这对双方都有效。您可能会发现自己的观点发生了变化。请组织中的成员从患者的角度出发，反思您的行为和反应是否合理。

- 经常询问患者或其代表，他们认为需要采取什么措施来解决冲突。不要假设您知道他们想要什么——在之前的讨论后，他们的观点或许早已改变。

- 寻求独立观点。这可以与争取时间相结合。虽然顾名思义，当地患者支持服务机构不一定是独立的，但这些机构可能会有所帮助。其他支持来源可能包括当地临床调试组（Clinical Commissioning Group，CCG）。考虑请临床调试组的患者安全负责人协助与患者谈判，并在某种意义上检查您的立场。

- 遵循投诉解决流程。这可能包括邀请与团队中更高级的成员会面。

- 提供如何联系卫生监察员的详细信息。

重要提示

在允许案件在组织外部升级之前，请检查您处理案件的方式，以确保遵守所有相关法规，包括坦诚义务和政策指导，尤其是您自己的事件和投诉政策。如果申诉专员接手此案，他们将密切关注此事。

第6章 根本原因分析（一）：发生了什么、收集证据

根本原因分析简单但却难以执行。对于粗心的人来说，这个过程的每个阶段都有陷阱。某些阶段可能会出现严重错误并导致报告完全偏离目标。错误的报告会浪费时间和金钱，但更重要的是，它可能会给临床工作人员带来严重的困扰，不良事件可能会被错误地归咎于他们，就诊的患者或亲属会因误导性信息遭受不必要的痛苦。此外，改善患者安全的机会也被浪费了。

根本原因分析过程有 5 个基本阶段。

- 什么：确定发生了什么不良事件，即作为和疏忽。

- 如何：确定不良事件如何发生，即促成因素。

- 为什么：确定关键不良事件的根本原因。

- 学习：我们学到了什么。

- 建议：需要改变什么。

本章关注的是第一阶段，理解发生了什么。

坚持这个过程

调查开始时，调查员极其容易被诱导，直接从不良结果和临床记录审查跳到确定促成因素甚至根本原因，通常基于个人的偏见、经历或本月的个人热门话题。遵循完整的根本原因分析流程会保障您免于犯重大错误。

> **重要提示**
>
> 根本原因分析是一个过程。坚持这个过程。

如果您使用了严重不良事件识别工具或召开了结构化会议来审查初始证据并正式承认发生了严重不良事件，那么调查范围的问题应该已经得到解决。希望您参加了那次会议，但如果不是，从一开始就了解调查范围很重要。您需要学习一些重要的术语。

（一）委托任务范围

委托任务范围（term of reference，ToR）是对要承担的任务和相关人员职责进行定义。从某种意义上说，根本原因分析的委托任务范围是在流程本身中定义的，因此正式的委托任务范围并不总是包含在报告中。委托任务范围将进行根本原因分析调查，这必然涉及确定发生了什么、如何发生、为什么发生，以及可以学到什么。重要的是要记住有关委托任务范围的某些负面影响——换言之，您需要清楚地了解根本原因分析未进行评估或考虑的内容。

（二）死亡原因

我们试图了解医疗服务行为与患者死亡是否存在因果关系，而根本原因分析调查的目标并不是确定死因，这看起来似乎有些矛盾。然而，在多数情况下，如果死亡原因尚不清楚，我们就可能无法通过根本原因分析识别根本原因。调查人员可能会花费大量时间试图调查或推测死因，以便整理完成报告，但必须记住，确定患者死因的责任在于验尸官，而不是根本原因分析调查。如果死因未知，则可能无法确定根本原因，这可能是病例叙述性解释的一部分。

（三）员工行为

在调查期间的任何时候，员工的行为都可能引起关注。员工可能已经表现出不当行为，且达到纪律处分甚至可以转交给专业监管机构的程度。如果出现此类问题，调查员无须调查此事，而应将问题提交给相关服务负责人和（或）人力资源部门。对不当行为的任何调查都作为独立于根本原因分析的程序进行。可以参考表明已经采取了这种性质的行动，但这项单独调查的结果不是根本原因分析报告的一部分。

（四）医疗过失

再一次，研究人员可能会发现实际的护理标准是远低于预期标准的，这也导致了他们认为这可能构成医疗过失。在根本原因分析报告中对此事进行调查或评论是不恰当的，除非指出存在问题并且已将此事提交给有关当局。根本原因分析调查需要在医疗法律问题上谨慎行事，但了解委托任务范围和遵循流程，以及良好的报告指导会使事情走上正轨。

> **重要提示**
>
> 了解根本原因分析范围之外的内容可以节省时间和减少挫折感。

（五）范围

调查范围界定了"患者就诊过程"中的哪一部分是调查的主题。通常，这仅限于您的服务中的所有联系人，但如前所述，多机构调查的范围可能要广得多。有时，根本原因分析可能涉及 2 个或多个机构之间的合作，在实践中，这可能非常具有挑战性。如果担心调查范围，请从一开始就与专员和授权调查的内部官员讨论这个问题。请记住，如果发现新证据，您可以随时重新审视调查的范围或任何方面。

通用的委托任务范围和声明如下。

- 调查患者 X 与 Y 实践 / 服务之间接触的情况。
- 使用根本原因分析的原则进行调查，以确定护理交互问题（CDP）和促成因素。
- 制订任何可以减少或消除已识别错误再次发生风险的措施。
- 根据上述条款中确定的任何项目制订建议和行动计划。
- 提供报告作为调查的正式记录。
- 提供一种分享不良事件经验的方法。

（六）选择调查团队

调查团队可以小到 1 个人，也可以大到您的组织能够承受的最大规模。

单独调查可能适用于某些情况，也可能适用于资源有限的小型组织。如果使用单独调查员，那么调查员必须经验丰富并能够意识到调查员的潜在偏见，这一点很重要。俗话说"三个臭皮匠，胜过诸葛亮"，根本原因分析中确实如此。如果使用单独调查员，那么调查员最好与授权调查的人会面，定期反馈进展情况，以便"第二负责人"可以感知检查正在发生的事情。

一个理想的小团队应该是一个 3 人小组，其中有 2 名调查员和 1 名可以提供行政支持的人。≥ 1 名调查员应接受过根本原因分析技术方面的正式培训，理想情况下，所有调查都应有 ≥ 1 名接受过根本原因分析调查强化培训或指导的人员参与。

团队需要 1 名指导调查的首席调查员，他负责确保遵循流程，并在信息收集和分析技术方面指导和支持同事。

（七）发生了什么？第一步：收集证据

调查人员可以使用 3 种类型的证据，每种类型都有优点和缺点。

1. 主要证据

这包括如下内容。

● 录音。

● 同期临床记录。

● 与不良事件同时发生的其他证据：不良事件发生时记录的照片、电子邮件、即时消息和来自外部来源的数据。

非工作时间服务的全科医生、NHS 111 服务和救护车信托会记录与患者的所有电话联系。这些数据在事件中是非常宝贵的，但请注意，倾听这些数据也会让人感到痛苦，尤其是对于死亡患者的亲属而言。书面记录是必要的，但这也许不能反映临床医生的同理心，同时也无法反映双方的粗鲁或生硬语气。如果它表现除了不可忽视的重要性，则必须突出报告中的背景问题，确保证据的价值与真实性，并且不会歪曲调查或报告（一个不合格的抄本可能会破坏适当的分析，这些抄本"读起来"可能与听到的真实录音有很大不同）。与患者家人或亲属分享录音时需要做好准备并保持敏锐力。如果您知道临床医生显得粗鲁，或者评估"不太理想"，请务必对这种影响发出一定程度的警告。来电者所表现的所有无理行为都需要以同理心和同情心来解决。他们在打电话时可能承受着巨大的痛苦与煎熬，并且在来电之前他们就会意识到自己糟糕的情绪，您要理解电话中的任何粗鲁行为可能并不是他们有意为之的，或者不是来电者的典型行为。

　　主要证据可能存在于组织记录之外。虽然在根本原因分析中不可能总是完全合作，但如果在有关不良事件发生后很短的时间内见过患者，从救护车服务、医院或全科医生诊所寻求临床记录往往是有用和可行的。

获取这些数据可能需要一些时间，因此尽早确定其价值很重要。

我们通常不会通过监控来查找客观证据，但某些情况下，这值得我们从侧面进行思考。现代智能手机的拍照功能已经普及，我们可以询问他们的亲属是否在患者生病时拍过照片。尤其是当患者出现皮疹时。

如果患者声称有咨询的视频或录音，则需要谨慎行事。这些信息有可能违反信息管理法规，此外，建立记录的完整性也存在问题，换言之，您无法确定录音没有以某种方式被篡改或编辑。您可以完全拒绝查看此类证据，也可以同意查看证据，但明确表示您可以选择不将此类证据包含在报告中。您可能需要就此类证据寻求法律建议。

2. 次要证据：工作人员、患者和证人的陈述

次要证据可以从参与不良事件的幕后工作人员处获得。而次要证据的来源可能有多种形式。其价值在于它是来自相关人员的直接证据。次要证据的 2 个主要缺点与其可靠性和真实性有关。

- 可靠性：次要证据可能因为未能召回相关人员而失去可靠性。有相当多的证据表明，多种因素可能会使不良事件回忆产生偏差。不良事件发生和回忆之间的时间滞后、不良事件发生时的情绪状态、将不良事件与其之前或之后发生的不良事件混淆，以及不良事件对相关个人的影响等因素都会影响回忆的可靠性。这些因素都在潜意识的层面上发挥作用，超出了相关人员的控制范围。访谈和汇报技术可能有助于提高回忆的可靠性。三角测量技术对于验证任何次要证据是必不可少的，具体内容如下所述。

- 真实性：任何参与严重不良事件的人都可能有理由及有意识地操纵声明或访谈中提供的信息。有意识地操纵信息的原因包括患者或其代表希望证明存在过失或更大的伤害以帮助他们获得赔偿。临床工作人员也可能有意识地操纵，因为他们希望避免自己可能被认为是护理标准差的证据，或者只是担心他们的专业声誉受到质疑而感到愤怒。

很难说有意识地操纵证据或回忆不良事件发生的频率是否有很大差异，因为临床环境和患者与临床医生在诊疗前已建立某种人际关系。重要的是要意识到发生这种现象的可能性，如下所述，尽可能地寻求三角证据。

> **重要提示**
>
> 在可能的情况下，三角测量可以帮助获取第 2 个来源或事实核查关键证据。如果不可能的，那么"理性检查"的证据还有意义吗？

（八）患者 / 代理人的证据

患者或其代理人可以对接受的服务提出口头或书面投诉，在这种情况下，投诉成为次要证据。如果没有出现此类投诉，则有必要联系患者或其代理人以寻求更多信息。如果患者已经死亡，则要联系他们的近亲属。同时要有敏锐的洞察力，确保您与患者的代理人或"近亲属"有效沟通联络。实现这一目标的最佳方法是询问他们的关系，以及是否有其他近亲属，在笔记中记录您已经这样做了及您的回应。这种初步接触构成了您的公开坦诚职责的一部分。

（九）工作人员访谈和发言

参与不良事件的工作人员通常被要求提供一份他们对不良事件回忆的声明，并注明日期和签名。虽然这也有一定的价值，但我建议最好与员工访谈并进行笔记记录。这样做的好处是，您可以更具体地说明要澄清的领域，还可以确保获得所有相关信息。如果手头有进一步的信息或需要澄清，可能需要进行第 2 次甚至第 3 次访谈。

员工访谈还提供了一个可以评估参与不良事件的员工的反应，这样可以确保他们了解可获得支持的途径。发生不良事件后，同事可能会感到非常焦虑或不安，因此始终需要对他们保持同情和同理心。如果工作人员需要获取支持来处理事件的情绪影响，或者如果他们对工作或专业注册方面的后果感到焦虑，这些问题固然要引起重视，但不要让调查小组去关注。因为当调查员同时也是服务负责人时就很难做到这一点，在某些情况下（如在小型全科医生诊所），调查员可能有必要尝试"戴 2 顶帽子"，既是调查员又是服务负责人。然而，一般而言，请尝试确定能够支持员工的同事。这可能包括请邻近诊所或服务机构的同事提供支持，作为交换条件，如果情况相反，您也会提供同样的支持。有关给员工的首字母示例，请参阅下面的通信部分。

（十）证人

证人是第三方，他们本身并未参与不良事件，但当时在场，可能已经目击或听到了所发生的事情。证人可以帮助确认或质疑主要主角提供的信息或为不良事件提供信息。牢记证人的陈述并侧面思考，因为这是一种宝贵的资源，也许是你没有想到的问题。例如，如果患者担心的一个重要因素是他们在周一晚上看的医生粗鲁并且急于完成咨询，您可以考虑联系在不良事件前后同一位医生看过的患者，并要求他们填写患者满意度调查表。然后，您可以针对医生的举止提出更具体的问题。

（十一）保留记录

访谈时，保留记录很重要。根据案件的严重程度和可用的资源，可以通过多种方法做到这一点。在一种极端情况下，可能会记录一次访谈并制作一份抄本，然后将其发送给受访者并签名，作为访谈的真实记录的反馈。然而，对于大多数不良事件而言，这有点极端，甚至可能会适得其反，让受访者以为他们已进入某种正式的法律程序，从而产生不必要的焦虑。在访谈期间做好记录并保留，在报告中引用这些记录是可以接受的。第三方可能会做记录以了解访谈者的压力。如果案件敏感或在资源允许的情况下，非访谈调查员应旁听访谈，观察报告中的关键问题或差异。这对以后评估信息非常有用。除了进行结构化访谈以确定不良事件期间发生的情况外，询问患者或其代表是否有任何具体问题或他们希望您在调查中解决的问题也很重要。提出的任何问题都应在最终报告中得到承认和解决。它们构成了调查公开且反应迅速的证据。

虽然面对面的访谈是理想的，但这并不总是可行的，电话或视频 / 电话访谈是可接受的。

如果您正在录制访谈，那么请务必记住一开始就要告知受访者，包括那些定期记录电话的工作人员（例如，非工作时间服务、救护车信托和 NHS 111 受访者），之后他们可能会要求提供通话记录。

在考虑如何获取和记录信息时，重要的是要记住调查的背景。您的目标是确定重要的经验教训，以提高患者安全。您不是在进行员工绩效访谈，也不是在进行法医调查。正式的书面陈述，特别是访谈记录的抄本，在稍后或在不同的背景下（行为访谈或医疗法律程序）进行审查时，可能会对临床同事造成伤害。我个人认为调查员对同事负有职业义务，应该以同情和积极的方式帮助他们探索和反思不良事件，因此我越来越觉得访谈录音可能会使同事处于不利地位。当稍后在不同的过程中查看时，在抄本中看到的选择不当或随意的评论可能难以辩护。另外，在汇报或访谈期间做笔记可以使调查员记录适当的答复，并过滤对调查没有帮助的评论或旁白。可以澄清不明确的评论以确保含义是显而易见的。需要注意的是，如果调查员对访谈中表达的态度或评论感到担忧，那么他们可能会通过适当的直线管理或人力资源渠道提出这些问题。

（十二）交流：信件和访谈

接触患者或其代理人

请记住，在此阶段，坦诚责任的全部范围可能并不明显，但我们仍希望与患者或其代理人联系。我们可能还没有确定是否真的出了什么问题，即使我们已经意识到了一些失误，我们也确实无法确定是否真的有任何失误导致患者受到了伤害。电话或书面联系的基本结构可能类似于表 6-1。

表 6-1　给患者或亲属的模板信函或电话联系模板 *

评　论	示　例
自我介绍，说出您的名字和角色	亲爱的史密斯（Smith）夫人，我叫×××，我是县里非工作时间全科医生服务的一名高级医生【您的职称】
您可以对结果表示悲伤和哀悼。不要将结果与您的服务中的不良事件联系起来，您还没有证据这样做	我知道您在 8 月 6 日周一晚上就您女儿安娜的问题联系了我们的服务。县医院的平克（Pink）医生联系并告诉我安娜于周三凌晨在县医院不幸去世。我很为她去世感到难过，请接受我诚挚的哀悼
• 假设您正在调查服务线内的不良事件，这是应对意外不良事件的例行程序。在这种情况下，"正式"和"例行公事"的结合是经过深思熟虑的。正式调查会让患者或代理人放心——这表明您正在认真对待不良事件。还应提及正式调查对您的组织来说是例行公事这一事实，因为它可以让患者和专员放心，您的服务受到良好管理，并承认其有义务改善患者的安全状况 • 让他们知道这封信的内容——您知道这件事。您可以让他们知道您是如何知道结果的 • 同时也表明您会遵循标准调查方案	我想让您知道，作为我们对此类意外不良事件的例行内部响应的一部分，我们正在对我们服务中安娜的处理展开正式调查，我将领导这项调查。我们将遵循标准英国国家医疗服务体系方案进行此类调查，这称为根本原因分析
让对方知道您会提出问题并倾听他们的疑虑	如果我能问您一些关于您对当晚不良事件的回忆的问题，我会很有帮助，我也想记录下您对我们访问服务是否有任何顾虑

（续表）

评　论	示　例
提供指定的联系点和联系方式	我们的患者服务经理约翰·琼斯将充当联络人，约翰可通过［电话和（或）电子邮件地址］联系
尽量保持最初的联系方式。您可以告知患者或代理人，他们可以在会议上获得支持，并讨论可能在哪里举行会议或会议的替代方案，例如电话联系或通过第三方联络，但这可以留到后续联系时讨论，因为您不想在第 1 次接触时就不知所措	再次，请接受我诚挚的慰问致敬

*.告知患者或亲属根本原因分析调查，并邀请他们参与

（十三）联络人员

一封投诉信可能会引起所有临床医生的某种恐惧，通知医生涉及严重的医疗不良事件更令人痛苦。因此，联络人员需谨慎地进行沟通。您应尽快通过电话或电子邮件联系直接参与的工作人员，联系应该是具有支持性和信息性的。

亲爱的：

您可能还记得在 8 月 6 日周一，非工作时间服务时看到的婴儿安娜。很遗憾地通知您，她在本次咨询后 24h 死亡，由于这一不良结果，我们决定启动正式的严重不良事件调查。在这种情况下，调查是一个常规程序，目的是确定到底发生了什么，以及是否有可以吸取的教训。

我知道您可能会对这个结果感到震惊和不安。如果您有需要，我已请安瓦尔·阿里医生随时为您提供支持。安瓦尔在任何情况都会下与您联系。

我将负责一项根本原因分析调查，这是在发生诸如此类的重大意外不良结果之后的例行程序。我需要与您交谈以进行汇报访谈，我可能还需要与您多次交谈以尝试获取更多信息。同时，我将与患者家庭联络，他们可能会提出我需要与您讨论的具体问题。

调查的目的是充分了解发生了什么，以识别可能出现的任何经验教训。

为了调查顺利，我建议您谨慎地记下您对不良事件的回忆，以及您可能对案件做出的任何反思，并将此不良事件通知给您的领导。

致敬。

（十四）访谈

访谈通常有 2 种形式，即汇报访谈和认知式访谈。汇报访谈会在早期进行，其主要目的是找出发生了什么。在组织问题方面，汇报只需要做少量的准备，但要注意，汇报时员工或患者极有可能情绪化，需要留出一定的时间让他们在谈话期间发泄情绪。

认知访谈需要更多的思考和准备。目的是试图确定不良事件是如何发生的。

1. 汇报访谈：发生了什么，什么时候发生的？

- 将访谈重点放在发生的事情上。
- 不要冒险探究如何或为什么——您可能会回到这个问题。
- 专注于建立不良事件时间表。
- 您需要提问的是"发生了什么不良事件""不良事件发生的地点"和"不良事件发生的时间"。
- 记下您可能希望回头再讨论的差异或问题，但在确定发生了什么不良事件，以及何时何地之前，尽量避免深入研究其他问题。
- 构建一个初始时间表（见下文），并在其中填写具体的答案。
- 在某些情况下，细节很重要——详细研究时间表。

2. 认知访谈

认知访谈是一种用于更深入地探索不良事件以了解某些不良事件是如何发生的技术。该技术在探索潜在的促成因素方面非常有用。汇报和认知访谈之间有明显的重叠——您可以在同一会话中从汇报进入认知访谈，随着更多信息的曝光，您可以根据需要重复认知访谈。

我们可以发现，通过回忆不良事件来提供的信息不是按照时间轴排列的。每个人回忆信息的方式不同。认知访谈可以使用多种温和的提问方式来引发回忆，包括回忆感受、情绪和感觉及事件，回忆天气、灯光、声音等都有助于促进记忆的重现。不要期待他们会按照不良事件发生的时间顺序提供信息，我们要认真做好笔记，并准备好在不良事件前后终点筛查几次，以确保获取所有相关信息。鼓励人们在想到其他任何事情时反思并与您联系。

让我们回顾一下可用于婴儿安娜的主要证据和一些次要证据。

（十五）主要证据

NHS 111 注释

患者报告的病情如下。

12 月龄，4 天前出现刺痛不适，持续抽搐 1 天。

在路径评估期间，111 健康顾问记录了以下用户描述。

颤抖，4 天前全身不适，出现刺痛，12 月龄，比平时睡得更多。

上周出现过感冒症状。

ADASTRA 在线临床部分的临床病历

病史

12 月龄，4 天前出现刺痛，一直很好，昨天有点不适，今天一直很正常，直到晚上她感觉很热，换尿布，又湿又脏，呕吐 1 次，抽搐 1min，随后再次好转。妈妈担心她很不舒服，在 20:00 给予患儿服用布洛芬，现在很疲惫。

检查

温度 38.7℃，脉搏频率 170 次 / 分，呼吸频率高，为 40 次 / 分，胸部听诊清晰，没有凹陷或鼻部肿胀。

诊断

发热和病毒性疾病。

处理

在 21:20 给予对乙酰氨基酚 5ml，在 22:00 监测体温。鼓励补水，如果体温下降，则可以回家，1h 后，睡眠、气色好转，体温降至 38.3℃，基本放心，按时服用对乙酰氨基酚和补水，如果担心再打电话。

最终诊断

病毒感染（NOS）。

处方

对乙酰氨基酚混悬液 120mg/5ml，500ml，每次 5ml，每天 4 次。

（注意：金医生也可以访问 NHS 111 记录）

注意，病历是从临床病历中复制的，包括打字错误和拼写错误。在查看病历后，对婴儿安娜的父母和金医生进行了访谈。下面提供了包含这些访谈要点的注释，构成了次要证据。

（十六）次要证据

1. 家长访谈记录

安娜的父母说，他们带她去看医生，因为她发热、癫痫发作、身体不适。那天晚上她没有反应，她的脚很冷，全身无力。她没有进食或饮水，他们知道她病得很重。

医生只是检查了她的体温并在她的手指上放了一些东西，然后说她感染了病毒。

我们问医生是否确定她没有脑膜炎，医生说没有。我们问他是否100%确定不是脑膜炎，医生说他110%确定不是脑膜炎。医生给了3个选择。

去医院，在那里他们只会给对乙酰氨基酚。

去急诊，在那里他们会给对乙酰氨基酚。

待在OOH诊所，吃对乙酰氨基酚，看看体温是否降下来，父母更倾向OOH。

父母等了1h，医生又量了体温。温度下降了0.4℃，医生说他对此很满意，可以回家了。

医生还说很难看出安娜的反应如何，因为这是她的睡觉时间。

他们打算进一步采取措施。

他们不明白脑膜炎是如何被疏忽的。

他们不了解医生如何在履行自己的职责的情况下，漏诊了脑膜炎。

2. 金医生访谈记录

记得很清楚，当时不匆忙，很快就给患儿看病了，当时患儿状态良好，工作很忙，但并不比平时多，记得父母非常焦虑。

对患儿是否有惊厥有2种看法，最初确实说可能是热性惊厥，但在复查时觉得这并不确定。

考虑过儿科转诊，但他工作的地方没有儿科医生，而且到当地儿科医院需要8英里的车程，并且认为安娜很可能在那里接受检查后就被送回家。

回忆起在等候室看到婴儿在等待复查时饮食正常。

他承认并未记录所有观察结果，但确认已注意到没有皮疹和脑膜炎等相关体征。也注意到孩子复查时的呼吸频率，认为已经有所好转。

他觉得父母不愿意去看儿科医生，正在寻求安慰。

他不记得给他们提供了 3 种选择，他回忆起提供儿科转诊或对乙酰氨基酚的选择，然后在 OOH 诊所进行复查。

他告诉他们第 2 天去看自己的全科医生并进行复查。

金医生说他不记得患儿家长问了孩子是否患有脑膜炎，但是他确定从来没有说过"我 110% 确定"的话语。

金医生熟悉所有首次热性惊厥转诊至儿科的指南标准，但他认为，如果严格执行指南标准，那么儿科将不堪重负。他不确定所有全科医生是否一直都这样做。

金医生不知道英国国家卫生与临床优化护理研究所指南说明，使用对乙酰氨基酚，1h 后复查，可能会产生误导。

（十七）三角证据

我们可以看到，在婴儿安娜案中，次要证据与记录中提供的主要证据既矛盾又一致。那么我们如何评估证据？可以使用"三角测量"的技术（表 6-2）。

表 6-2 证据的三角测量和评估

家长评论和问题	注 释
• 她发热、癫痫发作、身体不适 • 她没有反应，而且全身无力 • 她病得很重	• NHS 111 服务和金医生提供的病历都支持婴儿呕吐和抽搐的观点。他们还表明，安娜的母亲担心她可能会非常不适，还注意到她很累 • 不支持父母关于安娜癫痫发作和全身无力的评论。他们可能在一定程度上混淆了评估后发生的不良事件与看到安娜时发生的不良事件
• 医生只是检查了她的体温并在她的手指上放了一些东西然后说：她感染了病毒	• 这表明担心金医生没有进行充分的检查。检查时的病历表明，金医生所做的比安娜父母所说的要多，并且还观察了许多关键的临床参数。这不支持父母关于金医生检查的断言

（续表）

家长评论和问题	注　释
• 我们问他是否 100% 确定不是脑膜炎，医生说他 110% 确定不是脑膜炎	• 金医生说他永远不会在提到任何医疗状况时说"我 110% 确定"之类的话。这是一个"他说/她说"的难题。我们不知道说了什么，但我们可以"感知检查"信息。无论哪位临床医生都不可能如此断言
• 医生给出 3 种方案	• 另一个他说/她说场景。在这种情况下，父母回忆了向他们提供的 3 个非常具体的选项。尽管金医生不记得这一点，但金医生可能会忘记确切细节似乎比父母会发明第 3 种选择更合理
• 医生还说很难看出安娜的反应如何，因为这是她的睡觉时间	• 我们没有证据支持这一评论，但应该注意，因为这听起来像是一个似是而非的细节。这也可能反映了金医生用来支持他自己的构想的内在逻辑。这些评论可能支持关于潜在人为因素的观点，如思维偏差（见后文）

金医生的评论	注　释
• 不赶时间，并很快看到了患儿	• 这与不良事件的时间表一致
• 最初确实说过可能是热性惊厥，但在复查时觉得这是不确定的	• 我们无法对这样的证据进行三角测量，但它看起来确实有道理
• 考虑过儿科转诊，但认为安娜很可能在复查后被送回家	• 这只是金医生的意见，但它确实表明金医生当时是如何考虑此病例的
• 回忆起在等候室看患儿在等待复查时喂养正常	• 我们可以问问父母他们是否还记得在候诊室给安娜喂食的情况。然而，再一次，这个证据确实说明了金医生当时的心态。金医生正在回忆当时他赖以作出判断的线索。它们可以帮助我们识别人为因素，如可能在咨询期间发挥作用的思维偏差（见后述）
• 他承认并未记录所有观察结果，但确认已注意到没有皮疹和脑膜炎等相关体征。当患儿复查时他注意到了呼吸频率，认为这已恢复正常	• 金医生的病历记录并不是您所看到的那么糟糕，但也不符合病历书写要求。粗心大意，排字错误，临床细节记录也很少。不过，病历上有很多细节，并且他注意到了关键的生命体征。金医生既然敏锐地注意到脉搏和呼吸频率，那么几乎可以肯定，他也考虑了皮疹和脑膜炎。病历记得不好不等于医疗水平有问题，如前所述，调查员可以根据概率的平衡自由形成观点。在这种情况下，其余的检查记录足以证明金医生确实做了他所描述的医疗检查

部分证据，我们可以通过多个角度（三角测量）进行确认。有些证据，我们是可以相信的，因为它是合乎情理并合乎逻辑的。但还有些证据，我们可能无法验证。

（十八）三级证据

三级证据有 2 种来源。第 1 个来源是政策、指南或方案，换言之即正式描述的指南或方案。按照等级顺序排名如下。

- 国家：英国国家医疗服务体系政策、英国国家卫生与临床优化护理研究所指南、国家认可的方案等。
- 地方：地方委托团体或信托机构采用的政策、指南或方案。
- 服务 / 实践：特定服务或实践中使用的政策、指南或方案。

我们始终按照英国国家政策或指南检查不良事件和行动（如果存在）。验证是否存在地区差异——一些服务部门期望员工的服务可以高于指南标准，或者相反，可能有明确的原因说明某些指南可能不适用。虽然国家指南很权威，但不要害怕挑战它。例如，英国国家卫生与临床优化护理研究所指南是一种宝贵的资源，但并非完美。关于成人 1 型糖尿病处理的英国国家卫生与临床优化护理研究所指南 NG17 是一份非常大且全面的文件。遵循英国国家卫生与临床优化护理研究所的所有建议是难以实现的。所有英国国家卫生与临床优化护理研究所指南都附有利益相关者评论的摘要。2015 年版 NG17 利益相关者评论中包含来自皇家全科医生学院的评论"指南草案是受欢迎的，但规模庞大，初级保健机构的员工很少会广泛阅读"[1]。

意识到这种类型的反馈后，研究人员可以参考三级证据，而且在评估同事的行为时还可以将其置于背景中。因此可能需要进行一些挖掘，

---

[1] NICE NG17 Type 1 diabetes in adults: diagnosis and management, p. 14, NHS England, London.

但是在解释为什么全科医生可能不完全熟悉或不完全依从 NG17 时，任何一位全科医生都无法合理地跟上所有可用指南的更新，至少英国全科医生学院的评论可以为这种个人观点提供一些有效支持。

不要忘记包括检查管理如何处理不良事件或投诉的政策。您自己的报告可能会受到审查，这包括遵守广泛的潜在政策（信息管理、机会均等和服务不良事件管理政策等）。

三级证据的第 2 个来源是专家意见。这可能采用来自信誉良好且可靠的文本或电子信息来源的证据形式，也可能偶尔采用来自外部专家的个人证词或意见的形式。

大多数调查可能依赖于可靠来源发布的数据，这具有易于访问的优点。如果您访问数据，请使用国家认可的标准教科书或网站并引用资料来源。

（十九）组织活动——时间表

当收集所发生不良事件的证据时，您需要对其进行结构化以创建所发生不良事件的图景。表格时间表是根本原因分析相关的最有用的工具之一，也是我的首选工具。

根据不良事件的性质，您可以使用 3 种有用的时间表模板类型。它们是简单的不良事件时间表（表 6-3）、增强的不良事件时间表（表 6-4）和时间人物表（表 6-5）。

表 6-3　简单的不良事件时间表

日期和时间	不良事件	评　论

表 6-4 增强的不良事件时间表

日 期		时间间隔	不良事件	补充信息	护理/服务交互问题	根本原因分析编号	参与者姓名	信息来源	信息来源——进一步的问题、学习要点等
天	时 间								

表 6-5　时间人物表

人　物	9:00	9:15	9:30	9:45	10:00	10:15	10:30
护士 1							
护士 2							

有些不良事件的结构非常简单——1 名患者只接触了 1 名临床医生，后续出现不良后果。几乎没有其他接触点。在这种情况下，一个非常简单的时间表就足够了（表 6-3）。

表 6-4 中显示的时间表是基于英国国家患者安全局模板，结合我的经验和偏好进行修改后创建的。例如，大多数标准模板都有用于日期和时间的单列或双列。但我强烈建议将 1 周的日期包括在内，因为这可能与不良事件息息相关。

增强的不良事件时间表是在不良事件之间添加时间间隔行。在某些情况下，时间表比其他工具更重要，因为不良事件发生的时间线索可能很重要。请注意，您可以计算从主要事件或指数事件到下一个事件的时间间隔，以及从一个不良事件到下一个不良事件的时间间隔，因为这 2 个因素可能相关。

关于涉及的人员，请记住，要匿名报告，因此您需要为涉及的员工分配代码。如果您的报告中包含时间表（正常情况下），您可以将报告中的真实姓名删除。保留一份含有真实姓名的原始时间表副本以供参考。

时间表可能会是一个关键的工作文件，其中记录了 2 个不良事件的详细信息，以及随着调查进展，您对不良事件看法的变化。您可以在最终要报告时间表中删除包含评论、补充信息或其他早期推测性评论的那一列。

（二十）时间人物表格

涉及多个人的医疗不良事件是很复杂的。在这种情况下，使用时间人物表格也许会有所帮助。因为表格可以更加直观地将人、地点和时间一一对应。时间人物表或许能让机构获益匪浅，因为在这些环境中，可能会发现有多个人参与了患者的护理或监督。

根据需要，可以自由地设定时间间隔。在不良事件发生之前和发生时关注重点员工的方位可能非常有帮助，并且表格让信息可视化。

一旦您收集了何事发生，以及何时发生的证据，您需要开始深入了解情况，判断是否发生过错——做了本不应做的，或者没有做本应做的。此类错误称为护理或服务交互问题。下一章的主题就是如何识别它们。

第7章 根本原因分析（二）：发生了什么、护理和服务交互问题

通过收集证据并整理不良事件发生的时间表，若不良事件判断为不良患者结局，则应该开展深入的根本原因分析研究。

> **重要提示**
>
> 记住要遵循流程，避免偏差。

根本原因分析的下一个阶段是确定所交互的护理或服务是否出现问题。还记得结果偏差吗？我们的目的不是要找出不良事件的源头，而是要分析是否真正存在问题。这是一个很重要的区别。

一、是否存在问题，是否存在护理交互问题

请记住，在进行根本原因分析时，遵守流程是至关重要的。在此过程中，一旦已经完成证据的评估并将其对应安排在时间表上，那么，第一步就是确定护理交互问题（或服务交互）。

考虑护理或服务交互问题的一种简单方法是将它们视为过错或疏忽。

- 过错是指做了不该做的事。
- 疏忽是指本应该做某事却没有做。

护理交互问题（care delivery problem，CDP）是涉及对患者的直接临床护理的过错或疏忽。

服务交互问题（service delivery problem，SDP）是涉及临床护理组织而非临床行为本身的过错或疏忽（可能包括轮班和预约安排，职员培训或器械准备，其中器械准备包括场地、IT、载具及临床设备）。

护理交互问题或服务交互问题是根本原因分析中的"什么"元素。这些都是容易出问题的地方，导致或不会导致患者不良后果的可能性各占一半。护理交互问题或服务交互问题是偏离常规或最佳实践的已完成或未完成之事。

> **重要提示**
>
> 护理交互问题 / 服务交互问题只是过错或疏忽，不是过错或疏忽背后的原因，即遵守流程，此内容将在后文中分析。

显然，精确的护理交互问题或服务交互问题对研究的其余部分至关重要。如果弄错护理交互问题或服务交互问题，研究将最终沿着错误的轨道进行。这可能会导致挫败感，浪费时间，混淆，最糟糕的是得出错误结论。

二、明显的护理或服务交互问题

有时过错或疏忽从开始就显而易见。

- 普林格莱（Pringle）医生给坎普（Kemp）女士开了青霉素。坎普女士对青霉素过敏，发生了过敏反应并伴有缺氧性脑损伤。
- 吉卜林医生给 1 名糖尿病患者开了 1 份不当的胰岛素处方，该患者随后 1 年糖尿病控制不良，这可能会导致潜在的肝脏疾病恶化。

这 2 例似乎都是都是简单的处方问题，但其中存在明显的护理交互问题。

- 给青霉素过敏患者开的青霉素处方。
- 不适当的胰岛素处方。

通过对患者记录的回顾证实，普林格莱医生看了 1 名有青霉素过敏史的患者，被诊断为急性扁桃体炎。尽管病历上有警告，他们还是开了青霉素。在这个病例中，护理交互问题似乎十分明确，几乎没有为此类问题辩解的余地。

然而，在吉卜林医生的病例中，回顾记录显示，吉卜林医生看了 1 名从匈牙利来到英国的新登记患者。患者接受的胰岛素治疗方案包括长效甘精胰岛素（Lantus Insulin），以及一种不在英国上市的短效胰岛素。吉卜林医生找到一种他认为适用的胰岛素，并开出了这种处方以替代不可用的短效胰岛素。不幸的是，吉卜林医生所选择的是一种中效胰岛素，它不该与长效胰岛素同时开具。这是一个处方问题，但就事论事，处方的开具需要更细致的考量与衡量。吉卜林医生实际上是在用一种胰岛素替代另一种胰岛素，以达到治疗效果。由于这是一项不同于开出新处方的任务，逻辑和推理的过程与重新开胰岛素处方不同。即使两者确实存在重叠，但差异显著，并且与之类似的任务发生的频率亦是如此。在这种情况下，最好更精确地描述护理交互问题为胰岛素处方——被不适当的胰岛素替代。这使问题更加清晰，并将为调查方向提供更好的引导。它还将进一步指导您应去何处寻求常规或最佳做法。如果这并非是吉卜林医生应当承担的任务时，那么概述重新开具胰岛素处方的步骤没有多大价值。

三、误诊是否为护理交互问题

人们很容易认为，误诊一定是护理交互方面的问题。从患者的角度来说，最主要的问题可能就是医生的诊断错误。在某些情况下，误诊可能适于归类为护理交互问题，尤其是从一开始，人们就先入为主地认为诊断就该是正确的。然而，一般而言，即使将误诊归类于护理交互问题，也需要通过了解误诊是如何产生的，进而来对其进行限定。需要更仔细地研究会诊本身。我们必须记住，在许多情况下，我们只有在事后才得知诊断错误。尽管临床医生会尽其所能合理地诊断评估患者的症状，但还是可能会出现误诊。在考虑漏诊的影响之前，先要着眼于整体会诊过程，看看护理的整体情况是否符合"常规"标准。这有助于避免事后聪明式偏差。

四、明确并澄清护理和服务交互问题

有 2 种方法可以用来确定或澄清护理和服务交互问题。对护理交互问题最有用的一种方法是一个叫作变化分析的方法。第二种方法，叫作群体法，适用于某些情况，此时不易创建明确流程或通常的最佳做法。即使护理或服务交互问题似乎显而易见，但是为了确保正确，看看能否在该患者中使用应用变化分析的方法以确认进展正常也是很有用的。

五、变化分析

变化分析看似简单，但也存在缺陷，很容易让人陷入困境。这种技术是将当日发生之事与"理想化"遭遇中应该发生的事，即已发生之事与应发生之事进行比较。

日前英国国家患者安全局（NPSA）建议在英国国家医疗服务系统中使用一种标准变化分析工具（表 7-1）。

然而，这类工具的一个关键问题是，研究者需要建立"常规／公认方法"，这可能相当困难。以婴儿安娜为例。金医生给安娜作了检查，但我们如何开始进一步深入地研究他的会诊，以确定在经历过程中哪里出了问题？我们希望金医生遵循的常规方法是什么？此外，如果研究者确实建立了一种"常规"方法，他们眼中的常规可能会受到质疑，因此我们必须仔细考虑并证明其合理性。一个简单且适宜的方法是利用那些已经存在的工具来定义"常规"。实现此目的的理想工具是服务审计法，有 2 种非常有用的审计工具可以帮助我们。第一种是英国皇家全科医生学会审计法，其设计目的是实现对非工作时间服务全科医生会诊进行审计。这为进行初级保健会诊的变化分析提供了一个很好的模板。它是为不能访问患者记录的非工作时间服务环境设计的，因此它无法应用于全科门诊的工作时间会诊，但通过删除一些描述符可以很容易地调整该模板。使用这种工具的好处是，研究者使用的常规模板来源于权威，不仅适用于地方，而且适用于英国全国。因此，研究者不需要证明模板的合理性，可以确信他们是在公正地评估患者的经历。对于那些不熟悉使用此类工具的人，需要明确如何评估每个描述符，还需确保对给定服务的评分进行基准测试。审计工具虽然附带使用指南，但重要的是要确保任何使用它们的人都是以公平且一致的方式使用。在非工作时间服务中，这是一项很好理解的技能训练活动，没有使用过此类审计工具的不良事件研究者可以从定期执行审计的同事那里得到建议和支持。如果您要做定期不良事件调查，临床审计是一项很值得掌握的技能。

表 7-1　标准变化分析工具

常规／公认方法	不良事件发生时的实际方法	有什么变化吗（是／否）	如果是，导致该不良事件的护理／服务交互问题是什么

让我们看看使用 RCGP 审计法判断常规模板的婴儿安娜病例。此工具将全科医生 – 患者的经历分为 7 个部分，这 7 个部分基本上符合初级保健会诊的标准模式。

重要提示

记住这一过程。在这一阶段，你只需要确定发生了什么，特别是哪些行为偏离了常规或最佳做法。这会引导你发现可研究之处。不要试图在此处预测可学内容。如果你想到了什么，记下来，以后再详细研究。

（一）用 RCGP 审计法定义 "常规" 婴儿安娜的病例的变化分析

表 7-2 中的评论总结了对现有证据的评审。重要的是要记住，使用如变化分析这样的工具在帮助我们找出潜在经验要点中发挥重要作用。对于如何分解一个行为或如何解释证据本身，未必有正确或错误的方法，关键因素是要不断思考如何分解证据能帮助了解患者接触的可能中断点，从而找到我们可有效学习之处。并非所有偏离常规之处都与最终结果相关，但从研究角度来看，它们可能仍然有研究价值。例如，在这个病例中，我们已经明确了金医生似乎偏离了 "常规" 或最佳做法的 3 个方面。每一个都是 "过错" "疏忽" 或护理交互问题。例如，我们看到金医生并没有充分研究抽搐的症状，以使他能够确信这些症状代表热性惊厥，还是仅仅是强直，单纯地由发热引起了肌束抽搐（抽搐）。这对更有技巧的问诊可能会有所帮助，但从某种意义上说，这与最终结果无关。因为即使存在不确定性，金医生仍然可以让婴儿安娜去看儿科医生。要做出这个判定，他不必确认这是否是一场惊厥。这类护理交互问题是一种疏忽。

金医生本可以就抽搐发作的特征提出更多的问题，但他没有这样做。

表 7-2　标准变化分析工具的应用

常规 / 公认方法	不良事件发生时的实际方法	有什么变化吗（是 / 否）	如果是，导致该不良事件的护理 / 服务交互问题是什么
清晰探得接触原因	记录显示了抽搐、低反应性和发热的主要症状；父母担心孩子身体不适	否	
识别危险信号	诊断记录不完整，但包含足够的关键生命体征，表明已考虑危险信号	否	
适当的病史记录	关于抽搐的发作史尚未清晰——进一步的信息可能有助于区分强直和热性惊厥	是	临床病史的局限性——没有明确抽搐的症状以确定症状的性质
进行全部检查	诊断记录缺乏某些生命体征的数据，但有足够的证据表明检查是充分的	否	
做出适当的管理策略	医生没有排除热性惊厥，但没有转诊给儿科医生	是	第 1 次热性惊厥后未转诊至儿科
	给予对乙酰氨基酚 1h 后进行检查——一个与当前最佳做法不相符的行为	是	在服用 1 剂对乙酰氨基酚后 1h 进行再评估——不再被视为最佳做法
适当的处方行为	不相关——上述	否	
安全网	确实建议在第 2 天与全科医生一起检查患者	否	

不参考儿科意见的决定也是一种疏忽，这一决定在结果方面更重要。金医生提出了热性惊厥的问题，并把它写在了病历中。他非常担心安娜，所以提供了由儿科医生复查的选择，但随后又向安娜的父母提供了更方

便的选择，他们可以待在非工作时间的诊所里，服用对乙酰氨基酚，接受检查。关于这是否是一个公正而合理的决定这一问题目前没有争议，我们必须明确的是，金医生有理由转诊，虽然他考虑过，但最终没有给患者申请转诊。因此，安娜错过了由另一名专业医生检查的机会。这是另一个疏忽，可以说属于应该发生但没有发生的事情。顺便说一句，在这一点上不用担心事后聪明式偏差。因为我们正试图以中立的方式简单地看待现有的证据。之后当我们解释行为发生的原因时，偏差需要被消除。

我们发现的第 3 个问题即护理交互问题也与对安娜的照护有关，那就是决定给安娜服用对乙酰氨基酚，并在 1h 后对她进行复查。这是所做的一件事，一种过错，所参考的三级证据证实了不应该这样做。根据英国国家卫生与临床优化护理研究所关于儿童发热性疾病管理指导的专家意见，这种方法不再被认为是与临床相关或有用的。对于结果的影响，错误本身不会造成任何伤害，但如果这一过错促使临床医生误将疑虑消除，使他们认为另一个危险行为是合理的和正当的，就会产生危害，发生过错的原因介于 2 个护理交互问题之间。在这个病例中，金医生没有将安娜转诊具有一定合理性。

重要提示

我们希望把行为和结果联系起来。护理或服务交互问题与结果的潜在联系程度也反映了从不良事件中可能获得经验的程度。这会引导你努力理解"为什么"出现护理交互问题。

明确了护理和服务交互的问题不仅仅是一个学术问题，还可以帮助你直接理解是什么导致了不良事件的发生。如果弄错护理交互问题，就会将错就错地展开研究。

原则上，变化分析是一个非常易于使用的工具，但需要花足够的时间详细梳理出发生了什么，以使其有意义。如果你觉得所选择的描述符过于宽泛，你可以通过将行为进一步拆分为组件来细化它们。

　　RCGP 法对于工作时间内或非工作时间内初级保健会诊非常有用。我成功使用的另一个类似的工具是用于 NHS 111 呼叫审计的 NHS 路径审计法。该工具用于健康顾问或临床医生对 NHS 111 电话的常规分析，在评估 NHS 111 服务内的严重不良事件时非常有用。在 www. PatientSafetyInvestiagtions.com 上有更多使用这个工具的病例。

　　当审计工具不存在时，考虑门诊谈话的性质，并确定是否有适用于该特定场景的指南或规程是非常有帮助的。一般情况而言，英国国家指南（表 7-3）或规程是不二之选，但地方指南或规程也可能适用于某些情况。在英国，NICE 是一个很好的指导来源，但重要的是评估对指导的了解和遵守程度。评估儿童会诊的一个非常有用的替代工具或额外工具是 NICE 交通灯指南工具，可用于评估 5 岁以下有发热症状的儿童。该工具可以作为一种替代的变化分析模板，适用于有发热症状的儿童，也可以作为一种额外的工具，用来梳理在遭遇中事件发生的全貌。NICE 工具在初级保健中被广泛了解和应用。

（二）NICE 交通灯指南成为一种变化分析工具

　　该工具将其评估与 2013 年 NICE 关于 5 岁以下儿童发热疾病管理的指导进行了对比。英国国家卫生与临床优化护理研究所的指南是蓝色的。当天不良事件的证据可以来自任何渠道，但是渠道来源应该记录在注解列中。

　　在我的网站上可以找到使用 NICE 工具的例子。

　　其他可以单独或与普通会诊工具结合使用的有价值的工具包括 ABCD2 评分、Well 评分、CRB65、当地深静脉血栓管理方案和外科检查表。关键是，它们必须是被普遍使用且为研究者所熟知的指南或规程。

表7-3 英国国家卫生与临床优化护理研究所（NICE）指南

1.2.1 儿童疾病危及生命的特征

1.2.1.1 首先，医护人员应立即识别任何危及生命的特征，包括气道、呼吸或循环受损，以及意识水平下降[2007]

1.3.1.2 如果儿童表现出的症状或症状组合症状表明患者有立即危及生命的疾病（见建议1.2.1.1），应由最适当的交通工具（通常是999救护车）立即转诊到急诊治疗

以下是NICE推荐的评估患儿的5个关键标准。该指南被称为"交通灯"。

根据症状严重程度分为绿色、琥珀色和红色，进一步的行为取决于取决于主要症状描述符的颜色

	绿 色	琥珀色	红 色	不良事件发生时的实际不良事件	改变发生了吗（是/否）	导致不良事件发生的护理交互问题是什么	评 价
颜色（皮肤、嘴唇或舌头）	正常颜色	父母/护理者报告面色苍白	灰白/斑驳/灰色/蓝色				
活动	• 对社交暗示反应正常 • 满足/微笑 • 保持清醒或很快醒来 • 强烈而正常的哭泣/不哭	• 对社交暗示示正常反应 • 没有微笑 • 只有在长时间刺激下才醒来 • 活力下降	• 对社交暗示无反应 • 医护人员判断似乎患病 • 不醒或被唤醒后无法保持清醒 • 微弱、高声或持续哭泣				

（续表）

	绿　色	琥珀色	红　色	不良事件发生时的实际事故	改变发生了吗（是/否）	导致不良事件发生的护理交互问题是什么	评　价
呼吸		• 鼻翼煽动，气短：年龄 6—12 月龄，呼吸频率 > 50 次/分；年龄 > 12 月龄，> 40 次/分； • 血氧饱和度 ≤ 95% • 胸部湿啰音	• 呼噜性呼吸急促呼：吸频率 > 60 次/分 • 中度或重度胸部回陷				
循环量和含水量	• 皮肤和眼睛正常 • 黏膜湿润	• 心动过速：年龄 < 12 月龄，> 160 次/分，年龄 12—24 月龄，> 150 次/分，年龄 2—5 岁，> 140 次/分 • 毛细血管再充盈时间 ≥ 3s • 黏膜干燥 • 婴儿饮食不良 • 排尿减少	• 皮肤肿胀减轻				
其他	• 没有琥珀色或红色的症状或体征	• 年龄 3—6 月龄，体温 ≥ 39℃ • 发热 ≥ 5 天 • 强直 • 肢体僵硬或关节肿胀 • 肢体无负重/不使用肢体	• 年龄 < 3 月龄，体温 ≥ 38℃ • 非褪色皮疹 • 囟门高突 • 颈强直 • 癫痫持续状态 • 局部性神经系统体征 • 局灶（部）性发作				

1.3.1.3 有任何"红色"特征但未被认为为患有立即危及生命疾病的儿童，应在 2h 内由保健专业人员进行面对面紧急评估。[2007] 英国国家卫生与临床优化护理研究所远程评估指南

六、难以建立"常规"：名义群体法

在医学的许多领域中，总结最佳或"常规"做法仍然是困难的。在这种情况下，利用群体的智慧，或者至少是一些在该领域工作的经验丰富的临床医生的做法，是有用的。这就是所谓的名义群体法（nominal group technique，NGT）。名义群体法既可以用来建立规范，也可以用来直接识别护理交互的问题，但不同情况下被选择群体的特质可能不同。如果你只是想确定在一次特定服务中，通常临床中的常规做法是什么，那么选择一个由经验丰富的医生和新手临床医生参与服务的代表团队非常重要。在资源、时间、金钱和比例的限制下，参与的临床医生越多，结果就越好。另外，如果你试图确定在一个不良事件中可能发生了什么护理或服务交互问题，那么你必须拥有经验丰富的研究者。在这种情况下，质量比数量更重要。如果该不良事件同时涉及临床和非临床方面，那么临床医生和非临床医生都应该参与。如果该不良事件主要是服务问题，那么该团队可能只由管理人员组成。

（一）如何执行名义群体法

当一个团队能够在同一时间、同一地点聚集在一起时，名义群体法的效果最好，因为成员们可以相互借鉴彼此的想法。然而，这并不总是可行的，不过仍然可以通过在几个小组甚至单独地与成员交谈来执行这项技术。其关键原因在于便利。尽可能多地向团队介绍相关不良事件，然后要求团队成员自由地提出想法来提供帮助。可以根据团队成员的建议把想法写在白板上，或者让成员把想法写在纸上或便利贴上。不要立即让团队去分析或驳回建议。这将在稍后进行。允许团队"头脑风暴"或"头脑书写"想法，即使他们认为这些想法可能太过苛刻、太过挑剔或太过完美主义。

经过一段时间的研究后，应该在挂纸白板上或贴在墙上的便签上写一组标题。你现在需要整理这些文件以消除重复、澄清歧义和删除无关论点。与团队成员一起浏览每一个标题，目标是将你的标题列表减少至可控数量——可以是 6～12 个。

记住，你可能会让你的团队描述执行给定程序的必要步骤，或者你让团队详细地看待特定不良事件中的小不良事件，然后要求他们确定他们认为可能做错的地方或未做而应做之事（过错或疏忽）。

你将获得团队认为的在给定过程中的十几个关键步骤，或者可能是团队认为在一个特定不良事件中可能发生的 $\geqslant 6$ 个的潜在护理交互问题。你现在要做的就是将这个列表细化到关键元素。在确定流程时，可能只剩下 6～10 个步骤。对于护理或服务交互问题来说，可能有 2～4 个关键的过错或疏忽是最重要的。准备工作和灵活性在这里都很重要，因为作为协调者的你可以决定你希望从列表中剔除多少内容。起初，你可能会认为给定过程是相对明确的，你只想强调其中关键的 6 个步骤。否则，你需要准备接受你团队的说服。同样地，你或许已经查看了证据并寻求帮助来确定你认为可能只有 2 个护理交互问题的内容，结果却发现团队确定了 12 个，并且在缩小列表范围时，也许需要给团队更大的权限。

在任何情况下，你必须做的是缩小范围。要做到这一点，你应展示需要修改的护理交互问题的清单，让团队中的每一位成员都选择列表中前 6 项或前 3 项，甚至只是第 1 项。如果你想创建一个常规流程，那就按重要性排序，列出流程的前 6 个步骤。对于护理交互问题，请按重要程度将已确定的护理交互问题从 1 到 3 排序。

最后，应该注意的是，在通过变化分析确定选择的护理交互问题之后，你可以使用名义群体法来确定在给定情况下哪些问题是重中之重。

（二）名义群体法的实践

假设你挑选了 8 名经验丰富的非工作时间服务同事组成小组来研究婴儿安娜的病例。在这种情况下，通过安排一次会议，让同事们思考他们认为在那个晚上可以完成的事情，你就会得出一个列有以下护理交互问题的清单。

1. 未明确抽搐发作史，是否为惊厥？

2. 未记录毛细血管充盈时间、无皮疹或假性脑膜炎。

3. 1h 后检查，未记录该儿童除体温外的体征。

4. 记录中有很多拼写错误。

5. 未咨询儿科医生。

6. 给予对乙酰氨基酚，1h 后检查——非最佳做法。

7. 安全网建议不是 RCGP 提倡的三段式建议。

（三）质疑你的护理交互问题

使用名义群体法为你提供了一个在团队中质疑护理或服务交互问题的机会。这类质疑在必要时可以单独完成，但双人合作总优于独自完成。在这个过程中，尽早召集合作研究者来考虑护理或服务交互问题是一个重要步骤。

这些护理交互中涉及的每一个问题都应该在最终报告中被予以考虑，但它们都与结果相关吗？它们是否都值得进一步深入分析以确定影响因素？重要的是，在这种情况下，它们都能使你开展新的或有意义的研究吗？如果你要求团队依次考虑每一项，那么你就可以更好地理解问题和发现任何可能的研究之处。

护理交互问题 1 显示临床医生未明确患者的抽搐史。采取不同的方法完成这件事，结果会有何变化呢？在汇报记录中，金医生承认他不确定安娜是否真的患有惊厥。他把这些内容写在最初的记录中，但深思熟虑一番后，他改变了主意。他建议转诊，但随后为这对父母提出了一个更简单的选择，即服用对乙酰氨基酚后在诊所接受检查。团队中有经验的同事指出，更有技巧地询问安娜的父母关于抽搐发作的问题，这样可能有助于金医生确定安娜是否是惊厥发作。询问这对父母是否在安娜抽搐发作时密切观察过她，以及她是否在这些时候失去过意识，这些信息对调查可能会有一定的帮助。这类问题有点像 D- 二聚物试验或尿液试纸测试——它有合理的敏感性，但不是非常具体。尽管如此，如果金医生想要澄清这一问题，那么这可能有助于使他确信惊厥实际有可能发生，此时患儿风险水平显著升高；或者惊厥的可能性依旧不确定，此时风险仍未明确。这似乎是一个需要进一步研究的问题。

护理交互问题 2、3、4 与金医生如何记录他的检查有关。他漏掉了一些重要的生命体征，还犯了很多拼写错误。这有多重要？在汇报中，金医生承认没有记录下他观测到的所有结果。他解释已经评估了 CRT，排除了皮疹和假性脑膜炎的可能。在送安娜回家之前，他检查了她的脉搏和呼吸频率，但没有记录下来。他承认自己在拼写和打字方面一直很吃力，打字速度很慢，有时他会把病历写得简短，以确保自己在诊所里不会落后。

重要的是，根本原因分析不是医学法律研究。我们并非要确定责任，因此我们可能会对来自律师的证据采集持不同看法。金医生没有记录他的全部发现，并不意味着他没有做任何事情。我们可以从他对不良事件的回忆中获取证据，并判断其价值。在这种情况下，鉴于金医生确实记录了一些关键生命体征，我们有理由相信他确定了其他未记录的体征。根据金医生的观察和发现，认为安娜未出现明显不适似乎是合理的，然而，他没有记录观测到的每一项，这一事实无论如何不会改变结果。当然，这里确实有一些学问。医学法律顾问经常告诫临床医生，他们应该做更全面的记录，写入关键的阴性结果。这个病例体系的做法相当有价值，因为如果金医生能写出更好的病历，他在医学法律上一定会处于更有利的地位，但在这个特殊的病例中，从根本原因分析的角度来看，这可能就是研究范围。这是一个已经十分明确的教训，进一步分析此案不太可能取得多少成果。

护理交互问题 5 是未咨询儿科医生，这显然是一个重要的疏忽。然而，它也面临着挑战。这说明在根本原因分析中，偏离至错误轨道是多么容易。这通常是事后聪明式偏差导致的（见下文）。

> **重要提示**
>
> 在根本原因分析报告中至关重要的是，护理或服务交互问题不是错误地与结果关联，从而错误地归结为因果关系。谨防事后聪明式偏差。

我已经指出，在确定一个护理交互问题时，可能有必要忽略事后聪明式偏差，只遵循指南和规程。我们已经确定存在英国国家指导方针，该指导方针指出首次热性惊厥发作的婴儿应被转诊至儿科。本病例中，婴儿安娜未被转诊，而后死于脑膜炎。在这一点上，很容易遵循错误逻辑。

- 所有惊厥发作的婴儿应被转诊至儿科。
- 婴儿安娜惊厥发作，未被转诊，随后死于脑膜炎。
- 所有惊厥发作而未转诊至儿科的婴儿都死于脑膜炎。

这肯定是婴儿安娜的父母看待不良事件方式的一种可能性。转诊患儿至儿科的原因是防止他们死于脑膜炎，因为金医生未转诊，导致安娜死于脑膜炎。

然而，这是错误的逻辑。此逻辑只适用于以下情况。

- 所有惊厥发作的婴儿患有脑膜炎的风险都很高。

我们知道事实并非如此。我们并不因为期望儿科医生能诊断出脑膜炎而转诊热性惊厥发作的婴儿。转诊原因复杂，但一般与控制父母焦虑，以及如何进行后续处理有关。原因可能包括筛查传染源，此时发热病因尚不明确，脑膜炎是探测内容之一，但不是转诊的首要原因。绝大多数热性惊厥发作的婴儿住院 4h 后就能完全康复回家，只有极少数会被进一步诊断为脑膜炎。当我们讨论促成因素和根本原因的确定时，这个问题的重要性需要进一步考虑。关键是记住因果关系。我们发现了一项重要的疏忽，但这是否导致了最终结果？

护理交互问题 6 是决定给药对乙酰氨基酚并在 1h 后检查。这一做法被指出具有误导性，导致疑虑被错误地消除。如果金医生因此被误导从而打消疑虑，那么这可能是一个重要的护理交互问题。从汇报访谈中可以清楚看到，在等待观测对乙酰氨基酚药效的过程中，金医生重新评估了他的诊断和治疗计划。

最后，护理交互问题 7。值得注意的是，金医生没有遵循 RCGP 目前关于安全网建议的指导方针。金医生确实建议父母第 2 天咨询他们常规的全科医生，我们相信他们的确也这么做了。他告诉他们，如果有任何疑虑的话，可以在夜间再给他打电话。在使用变化分析进行的初步审查中，认为安全网建议是适当的。很明显，关于监测哪些症状，建议并不具体，也没有关于是否让安娜整晚睡觉，是否叫醒她，检查她被唤醒的能力，或者检查她在晚上对父母的看法或感受的任何建议。

这些建议可能是理想的，但似乎只是事后诸葛亮。这一病例可以提醒人们使用皇家学院关于安全网建议现行指南，但证据并不表明更明确的建议可能改变结果，特别是安娜死亡前看过另一位全科医生。

经过讨论，团队将护理交互问题从可能的 7 个关键护理交互问题减少到只有 3 个。如上所述，报告可能提到从所有 7 个护理交互问题中学到的经验，但似乎只有 3 个需要进一步深入探究。

- 临床病史的局限性——未明确抽搐症状以确定症状性质。
- 首次热性惊厥发作后未转诊至儿科。
- 给 1 剂对乙酰氨基酚 1h 后进行再评估——不再被视作最佳做法的行为。

根本原因分析的下一阶段是研究促成因素，这需要进一步深入分析 3 个护理交互问题。在继续之前，你可能希望进一步确定护理交互问题，并确定对最终结果最有可能产生影响的 1 个护理交互问题。你可以和团队共同完成这项任务，让每一位成员都提名 1 个最重要的护理交互问题。这可以公开完成，团队成员能够通过观察彼此的投票，成员拥有基于对同伴选择的观察来改变主意的机会。这一方法确实会给同伴带来压力，因此你也可以选择以非公开方式进行这一过程，让同事们在一张纸上写一个最重要的护理交互问题，然后收集答案，单独清点。最终结果可按表 7-4 列出。

表 7-4　使用名义群体法确定哪一项护理交互问题最重要

护理交互问题	说明：在下面列出的你认为对最终结果影响最大的护理交互问题上加 1 颗"*"
临床病史的局限性——未明确抽搐症状以确定症状性质	*
首次热性惊厥发作后未转诊至儿科	* * * * *
给 1 剂对乙酰氨基酚后 1h 进行再评估，不再被视为最佳做法	* *

根据病例的规模和复杂性，以及名义群体法团队的组成，使用的评分图表可能成为评估记录的一部分，通常附于附录中。如果这不是正式记录的一部分，那么一定要对过程和结果做好记录，以防日后的报告会受到质疑。

七、总结

准确地识别患者中的护理与服务交互问题对于良好的根本原因分析至关重要。它将为余下的研究确定方向，细化最重要的护理或服务交互问题会确保你知道你应该集中努力展开调查的方向。

护理和服务交互问题只是说明发生了什么，本身对根本原因分析过程没有多大价值。根本原因分析真正有用的部分是能够理解事情为什么发生。理解为什么我们需要考虑导致护理或服务交互问题发生的因素，是学习的关键所在。促成因素将在下一章节探讨。

第8章 根本原因分析（三）：理解为什么

病例概要

• 麦克唐纳（MacDonald）医生对阿格拉瓦尔（Agrawal）夫人进行了评估。她今年 77 岁，向他诉说消化不良的症状，并向医生要求疗效更强的抗酸药物。她的喉咙和胸部有灼热感，躺下时更严重。麦克唐纳医生指出，阿格拉瓦尔夫人 2 周前因气短加重到胸部诊所就诊，心电图显示正常。麦克唐纳医生将阿格拉瓦尔夫人服用的质子泵抑制药剂量增加 1 倍，并向她保证，她的症状应该会改善。5h 后，阿格拉瓦尔夫人因心肌梗死发作死亡。

经进一步调查，确定此案中存在以下护理交互问题。

• 对所诉症状未深入研究。

• 未能识别急性冠脉综合征（acute coronary syndrome，ACS）的症状。

护理交互问题告诉我们麦克唐纳医生未完全研究呈现的病史，未能诊断出急性冠脉综合征。但没有告诉我们为什么麦克唐纳医生没有发现这一常见病症，而这种病症的症状可能会引起其他同事的更多警觉。目前，已经确定的护理交互问题表明，这一错误的根源可能在于麦克唐纳医生获取信息的方式，以及他理解症状的方式。我们需要深入研究来了解更多有价值的东西。

在婴儿安娜的病例中，存在相似的与病史研究和症状理解有关的护理交互问题。

- 临床病史的局限性，未明确抽搐症状以确定症状性质。
- 首次热性惊厥发作后未转诊至儿科。
- 给 1 剂对乙酰氨基酚，1h 后进行再评估，不再被视作最佳做法的行为。

我们可能还记得吉卜林医生，他开具了不恰当的胰岛素处方。

- 胰岛素处方，不适当的胰岛素替代。

我们知道麦克唐纳医生、金医生和吉卜林医生做了什么，现在的问题是，为什么？

一、促成因素分析

促成因素分析是根本原因分析的核心，因为这可以解决为什么发生不良事件。更重要的是，这可以使我们学习如何规避再次犯同样的错误。对于研究者来说，促成因素分析可能是研究中最有趣的部分，因为它有助于人们理解如何在临床实践中，按照临床操作流程、协议和指南为患者提供服务，这是一种挑战。

促成因素分析需要结合某些属性。

- 时间。
- 经验。
- 资质。

资质和经验可以弥补时间的欠缺，但拥有更多时间无法抵消经验的缺乏，更重要的是不能弥补资质的不足。能够理解症状并探究潜在促成因素是一项会随着经验而提高的技能，但这并不是一个普遍的属性。服务负责人应该牢记根本原因分析研究者的经验和资质，而不是简单地按角色或可用性委派任务。

二、NPSA 促成因素框架分类

没有确定促成因素的必要格式或流程，调查人员可以通过头脑风暴的方式在确定促成因素的案件中找到解决办法，除非参与者具有调查不良事件的丰富经验，否则他们不太可能考虑到全部的潜在因素。此外，如果研究者不遵循公认的流程或不使用被认可的技术来得出结论，那么他们努力的有效性可能会被阅读报告的审计人员质疑。幸运的是，在识别和分类潜在促成因素方面已经做了大量工作，日前 NPSA 甚至制作出了一个非常有用的促成因素分类框架。我强烈建议在研究严重的临床不良事件时，研究和使用这一工具。即使有多年经验，我仍然使用这一工具来帮助指导研究。其他工具确实存在，有些人可能更喜欢石川鱼骨图作为备忘录。尽管如此，日前 NPSA 的分类方法对研究者来说都是必读的。

使用 NPSA 促成因素框架分类工具的优点是它既全面又具有可信性。完整的工具可以在 NPSA 网站❶找到，它值得研究。在我的网站❷也可以找到副本，以及其他运用该工具的病例。

NPSA 确定了 9 类促成因素，在框架分类中每一类又进一步细分为促成部分。这 9 个类别在框架中出现的顺序如下。

- 患者因素。

- 个体研究者因素。

- 任务因素。

- 沟通因素。

- 设备因素。

- 工作和环境因素。

- 组织因素。

---

❶ www.npsa.nhs.uk.

❷ www.PatientSafetyInvestigations.com.

- 教育和培训因素。
- 团队因素。

我倾向于将它们分为 3 大类，因为这样可以更容易地确定促成因素（表 8–1）。促成因素的 3 个方面如下。

- 患者：患者带来了什么因素？
- 人为：临床 / 服务人员中的人为因素。
- 系统和任务：我们做什么，以及如何做。

> **重要提示**
>
> 在考虑促成因素时，研究者很容易引入看似相关的因素，因为它们与手头的整体问题有关。这是错误的做法。促成因素必须与确定的护理交互问题有关，不应该在研究的这一阶段出现新的因素。

表 8–1　促成因素

患者因素	人为因素	系统和任务因素	
		任务因素	**系统因素**
• 临床条件 • 不良事件发生时的身体状态 • 社会和心理因素	• 个人、生理和心理因素 • 认知因素 • 团队动力 • 沟通因素	• 手头任务的设计 • 政策和指南的价值 • 决策辅助工具	• 设备——包括故障 - 安全保护的设计和功能 • 工作环境 • 包括组织文化的组织问题 • 教育与培训问题

（一）患者因素

上述的"重要提示"有一个例外。在你考虑可能导致已确定的护理或服务交互问题的因素之前，必须考虑一个直到此时才正式出现，但对研究至关重要的问题——患者。医疗保健根本原因分析中患者因素的问题复杂且敏感。这也是良好流程中的一个瑕疵，患者因素不完全契合根本原因分析模型。其他促成因素都可被视作任何安全或质量不良事件逻辑评估的后续问题——它们是根据已确定的护理交互问题推断而来的。在评估车辆生产线质量问题的根本原因或空难的根本原因时，人为因素、任务和系统因素适用于该模型，但患者因素是医疗保健不良事件特有的，实际上有可能扰乱根本原因分析。这些因素需要被仔细理解和谨慎处理。

问题在于，根本原因分析是一种工具，旨在发现失败根源，这一过程每次都应完美运行，一系列机械加工产出一个完美的引擎组件，一架飞机从机场 A 起飞并降落在机场 B。当出现问题时，我们可以预期会发现工业过程中或飞机操作中的错误。飞机本身可能有问题，但实际上确保飞机适航的过程有问题时它才会出现。在医学上，患者出现在我们面前是因为已经出现问题；换言之，他们有一些潜在疾病，这就是我们看到他们的原因。有时疾病十分严重，即使我们尽全力也不会有一个好的结局。除病理学问题外，患者还会有一系列心理和社会问题，这可能会在当时或随后影响临床过程。患者可能误解、曲解或只是不同意医生或护士告诉他们的东西，这可能会对不良事件结果产生难以量化的影响，但在考虑结果产生的原因时，这并不重要。

重要提示

在任何根本原因分析中，充分考虑患者因素是非常重要的，但全面研究它们也许是不可能的。

事故的调查人员必须非常小心，而且要敏感，以确保不会有指责患者的感觉。大多数人，特别是阅读根本原因分析报告的大多数人，没有注意到（如结果和事后聪明式偏差等）偏差的影响。甚至医疗工作者也

会经常检查根本原因分析报告，寻找指责而不是解释。想想看，对于一个患者或家属来说，要想读到一份报告，或者在接受对自己行为的询问时不觉得自己受到了指责，是多么困难。因此，要充分考虑，但要慎重对待某些患者因素直接得到解决的程度。要谨记第 5 章中对指责做出的评论——我们不是要指责患者，只是要确定在什么地方可能会产生后果。

1. 患者潜在病情：麦克唐纳医生和急性冠脉综合征 vs. 金医生和脑膜炎

麦克唐纳医生和金医生都未能准确诊断他们的患者。77 岁的阿格拉瓦尔夫人诉说消化不良。她喉咙有灼热感，在见麦克唐纳医生前的 1 个月气短加剧。麦克唐纳医生问阿格拉瓦尔夫人她的症状是否在躺下时更加严重，她给出肯定回答，这让麦克唐纳医生认为这些症状可能是由胃酸反流性疾病引起的，而阿格拉瓦尔夫人就患有这种疾病。麦克唐纳医生注意到阿格拉瓦尔夫人 2 周前曾因气短到胸部诊所就诊，心电图检查结果正常，并增加了吸入药物的剂量。这让麦克唐纳医生安心，因为消化不良不太可能是由心脏引起的，而且阿格拉瓦尔夫人潜在的肺部疾病导致了她的气短。

麦克唐纳医生做了一个评估，根据她的症状得出了一个合理的诊断。事后看来，我们知道麦克唐纳医生的诊断是错误的。我们现在要做的是，考虑我们对阿格拉瓦尔夫人的病情及其表现方式的了解，并询问这本身是否可能是麦克唐纳医生做出错误诊断的一个因素。我们需要考虑以下 2 个问题。

- 总体上我们对急性冠脉综合征（ACS）的表现了解多少。
- 我们对急性冠脉综合征在这个特定患者中的表现了解多少。

要回答问题一，你必须查阅三级证据。在某些情况下，这可能包括专家证人，但更普遍的情况是可以使用标准的国家或国际参考资料。这可能包括现行标准教科书或专业的互联网参考资源。记住应在你的报告中引用这一证据。

对问题一的回答可能如下。

- 在初级保健中，急性冠脉综合征是一种常见的表现。其风险随着年龄而增长。急性冠脉综合征的症状包括典型症状，即与出汗和恶心相关的向颈部和手臂放射的中枢性胸痛，以及常见的非典型症状，可能包括咽喉肿痛、气短或上肢疼痛。非典型症状更常见于老年患者。

对问题二的回答可能如下。

- 阿格拉瓦尔夫人表现出急性冠脉综合征的非典型症状，即咽喉肿痛和气短。

当试图形成一个平衡的观点时，遵循一个一致的评估模式是很重要的。我对什么是合理和平衡的看法可能与同事的看法不同，因此在一份报告中，我将努力展示我的研究成果。从这一点出发，我的逻辑如下。

在初级和二级保健中，急性冠脉综合征都是常见的表现。有一些非常罕见的表现会让临床医生发现，但在此案中，这种表现虽然是非典型的，但并非罕见的非典型表现。咽喉肿痛，特别是与气短关联时，是一种记录在案的非典型表现，它更多发生在老年人身上。因此，患者的潜在病情，即急性冠脉综合征的一种非典型表现，可能被视作使麦克唐纳医生误诊的促成因素，但它不应被视作主要的促成因素。换言之，单凭这种非典型表现不太可能解释麦克唐纳医生无法确定所呈现的症状是急性冠脉综合征。

因此，在麦克唐纳医生的病例中，患者因素被指出有一些相关性，但不会被认为是高度显著的。

那么金医生和婴儿安娜呢？我们知道婴儿安娜死于脑膜炎。

- 总体上我们对于脑膜炎的表现了解多少。
- 我们对脑膜炎在这一病例中的表现了解多少。

回答问题一，我们会注意到如下内容。

- 脑膜炎表现很少。三级证据表明，脑膜炎可能表现为具有明显临床症状的快速暴发型，也可能经常表现为一种体征和症状类似于常见上呼吸道感染的潜在表现。随后才被诊断为脑膜炎的儿童中，多达 50% 已接受初级或紧急护理服务，并在病情恶化之前被送回家进行了替代诊断。在前驱期，可能无法准确诊断脑膜炎。不管患者在哪个阶段被诊断出脑膜炎，患者结局通常都不佳。

对问题二的回答如下。

- 安娜出现非特异性发热和颤抖症状，不确定是否由于抽搐。没有证据表明脑膜炎刺激征或典型的皮疹与脑膜炎球菌性脑膜炎相关。在 1～2h 的治疗过程中，有一些轻微升高的生理指标似乎稳定下来了。

重要提示

　　罕见而非典型的或在疾病早期阶段的情况可能代表重要的"患者因素"，因为它们对任何临床医生来说都很难识别。一种常见情况需要表现得异常罕见或非典型以使得只有这一因素被认为是重要的。这可能是一个困难的判断，所以如果有疑问，请寻求同事的指导和支持。

在婴儿安娜的病例中，我们注意到脑膜炎是一种罕见的症状。目前没有急性脑膜炎的典型特征，公认且有文献证明，如果儿童或婴儿处于脑膜炎的前驱期，可能无法诊断。尽管金医生会诊的问题需要进一步探索，但非常重要的是，婴儿安娜似乎处于一种疾病的前驱期，这难以诊断，也可能有不良结果。

尽管尝试衡量任何促成因素的重要性是理想的，但可能不确定患者的潜在病情有多严重。在此案中，可以简单地按照上面的方式叙述，但不要推测潜在病情的重要性。注意，它是一个促成因素，其重要性难以确定。

由患者潜在病情引起的预后问题是一个更复杂的问题，当我们研究根本原因时，将进一步考虑这个问题。换言之，在上面讨论的任何一种情况下，如果麦克唐纳医生或金医生做出正确的诊断或将患者转到医院，阿格拉瓦尔夫人或婴儿安娜活下来的可能性会更大吗？

我开发了一个工具来帮助确定患者因素成为不良事件根本原因的可能性，这将在第 12 章中描述。

2. 患者行为：吉卜林医生与胰岛素处方

我们应充分探讨患者的医疗状况，以确定其在多大程度上可能导致漏诊或难以解释临床小组可获得的证据。患者行为是一个更为敏感的问题，且难以精准判断。证据可能难以得到，而询问患者或亲属以展开对问题的调查可能同样困难。尽管如此，患者的行为是重要的，如果其行为与不良事件相关，则不应该阻止调查员进行敏感问题的调查。如果你认为调查患者行为有困难，那么你可以明确地将其排除在调查范围之外。当这种情况发生时，在报告的叙述中明确记录这一点是很重要的。

吉卜林医生的胰岛素病例就患者行为提出了一些有趣的问题。病例细节如下。

哈韦尔（Havel）先生是一名 25 岁的匈牙利患者，他向一名全科医生寻求 1 型糖尿病的重复药物治疗。他正在使用 Lantus Insulin 和 Humulin R（一种速效胰岛素）。

吉卜林医生发现无法在英国获得 Humulin R，于是用 Humulin I 代替。这是错误的，因为 Humulin I 是一种中效胰岛素，不应该与长效胰岛素共同开具。

哈韦尔先生还患有未知病因的肝纤维化。

哈韦尔先生在随后的 12 次手术中接受了医疗检查或重复处方，并在这段时间里与 7 名不同的医生接触，还 2 次到当地的急诊科就诊。从来没有人注意到不正确的胰岛素处方。

尽管血液指标［糖化血红蛋白（glycosylated hemoglobin，HbA1c）］显示糖尿病控制不良和肝功能恶化，但医生在没有专家支持的情况下，试图通过手术控制他的糖尿病。

由于肝功能恶化，哈韦尔先生被转诊到肝病专家那里，肝病专家立即指出了胰岛素治疗的错误。

肝病专家指出，处方的错误会造成无法控制糖尿病继而可能导致肝纤维化恶化。

此例中的促成因素有很多，也很有趣，其中一些将在后面讨论。然而，让我对哈韦尔先生印象深刻的是，他在全科医生的医疗过程中缺乏参与。

第一次见到哈韦尔先生时，他 1 个月之前已经用完了 Humulin R，仅在使用 Lantus Insulin。

在吉卜林医生的第一次评估后，在场的翻译告诉他，他的血液结果显示糖尿病控制很差。他们向他提供了血液检测设备和新的（尽管是错误的）处方，并要求他在 2 周内带着血液检测结果回来复查。哈韦尔先生在复查中的确没有提供任何血液检测结果，但他告诉吉卜林医生结果正常。

哈韦尔先生面对异常的全血检测结果时，坚称自己正在调整饮食和锻炼方案。然而，他随后错过了 3 次门诊预约。

转诊至专科诊所后，哈韦尔先生错过了 2 次医院的预约，把他的评估延迟至 3 个月后。我研究这一病例时，哈韦尔先生已经看了专科医生并更改了胰岛素处方。吉卜林医生见过他，告诉他，他在开胰岛素时犯了一个错误，现在已经纠正了。他向哈韦尔先生道歉，解释这可能影响哈韦尔先生的糖尿病控制，密切监测他的病情很重要。尽管胰岛素方案更改，但在治疗改变后的 3 个月里，胰岛素控制的血液指标仅略有改善。尽管强调改善糖尿病控制，哈韦尔先生再次出现在诊所要求重复开具他所用的新短效胰岛素，并告知吉卜林医生，2 周前他的短效胰岛素用完了，没时间去做手术。

显然，哈韦尔先生对这项服务缺乏参与对结果的影响是很重要的。不管出于什么复杂原因，如果患者不参与治疗或不执行建议，那么即使是最好的医疗建议和护理也没有价值。

记住，作为临床团队过错或疏忽的后果，我们既在做研究，也在寻找因果关系。在吉卜林医生的病例中，不管他开具的错误胰岛素处方会造成什么影响，哈韦尔先生显然没有参与治疗，也没有遵守治疗规定，这无疑使情况严重恶化。这使哈韦尔先生的行为在此病例中成为促成（患者）因素。随后我们讨论根本原因时会考虑这一因素的作用程度，但重要的是要注意，在任何患者安全不良事件中，患者的潜在病情和行为都可能对结果产生影响。

（二）人为因素

人为因素是影响个人或团队判断和行动的各种心理和行为因素。作为"人"的因素，人为因素是第 10 章和第 11 章的主题。

（三）任务因素：指南和规程

任务因素是与手头工作的技术难度，以及以指南、规程或决策辅助工具的形式提供支持有关的问题。在多数临床病例中，作为促成因素，任务因素并不非常显著。当临床方案罕见或不寻常，或者是一个新程序时，他们就会变得明显。在这种情况下，该方案的稀缺性不是指患者潜在疾病的稀缺性，而是指临床医生所使用的技术流程。例如，当临床医生询问患者病情时，无论病情多么罕见，会诊过程是一个定义明确和描述良好的过程，临床医生为之接受充分培训——假设他们在自己的能力水平内行事。即使是复杂的治疗操作，如外科手术，一般都被清晰地描述，执行手术的外科医生对手术程序很清楚。然而，如果外科医生准备执行一个新的、开创性的手术，手术这一任务本身将成为一个因素，因为我们不确信什么是"常规"，而且对于这种开创性的手术，这种风险将在患者同意手术时被明确告知。然而，想一想吉卜林医生和哈韦尔先生再供应胰岛素的请求。吉卜林医生可能对专家同事开出的胰岛素处方很熟悉，他可能也熟悉为 2 型糖尿病患者开胰岛素。然而，用一种胰岛素替代另一种等效胰岛素，对于全科医生来说，这项任务要少见得多。当我们考虑到大量不同类型的胰岛素，以及患者可使用的不同类型胰岛素方案时，用一种胰岛素替代另一种这一任务的普遍程度和容易程度问题就变得重要了。

　　让我们用类比的方法来思考。想象一下，一个标准的医疗会诊过程类似于驾驶车辆。当我们学习驾驶时，我们必须经历一段实习期，直到我们有信心在无人监督的情况下驾驶。关于我们在路上可能遇到的各种情况，我们必须参考《公路法》中的标准指南。《公路法》亦载有在不利条件下驾驶的建议，以及我们必须遵守的各项条款。一旦我们具备了一定的驾驶水平，并表现出对道路规则（如停车距离和转弯程序）和当地法律的理解，我们就会获得驾驶执照，然后我们就可以上路了。我们行驶于白天或夜晚，可以在安静的马路或繁忙的公路行驶，也可以在乡镇小道或高速公路行驶。然而，我们没有驾驶公共汽车或大卡车的执照，没有在赛道上驾驶的执照，也没有越野驾驶、冰上或雪上驾驶的执照，但有时我们可能会觉得有必要这样做。尽管我们从未接受过雪上驾驶的训练，也许以前也从未这样做过，但总有一天，路上会积满厚厚的雪，我们还是得去上班或参加家庭活动。我们要取消行程还是承担风险，在这种情况下，一项任务（如驾驶汽车）可能是你非常熟练的熟悉的日常事务，就变成了一项难度更大的任务，而你几乎没有经验或技能。

重要提示

当临床医生面临一种新情况或明显超出日常实践范围的情况时，必须依靠指南和规程来获得支持。这种指南、规程或决策支持工具的可用性和充分性可能是一个重要的促成因素。

想一想，吉卜林医生在外科手术中发现自己遇到 1 名正在使用一类他不熟悉的胰岛素的患者。吉卜林医生习惯于给患者开胰岛素。他只熟悉一小部分可使用的胰岛素类型，但他以前并没有真正用一种胰岛素类型替换另一相同类型。实际上对他来说这是一项新任务。就像一个司机不得不第一次面对一种新的驾驶条件。应该如何解决这项新任务呢？甚至尝试解决它是否合理？

关于替代胰岛素，吉卜林医生有什么指南或支持？有没有证据表明这本身就是一项具有挑战性的任务？

作为一名调查员，面对这些问题时，我查阅了标准参考资料。我查阅了英国国家处方指南（British National Formulary），发现没有关于胰岛素替代的指南。目前的 NICE 指南也没有提供具体的指导。我想知道，一个全科医生为了跟上时代，可能会做的任何典型的糖尿病在线培训课程是否涵盖了这一点，所以我自己参加了一些课程，发现没有一门课程提到了一种胰岛素替代另一种的问题。网上搜索的确显示，一家英格兰中部的急性医院信托会（Acute Hospital Trust）确实发布了替代胰岛素指南，但该指南针对在医院治疗住院患者的工作人员，只包括在英国可用的胰岛素类型。

因此，在吉卜林医生胰岛素替代错误的病例中，我们已确定，关于吉卜林医生所做的工作，似乎没有初级保健的全科医生可用的指南或规程，只有有限的针对二级保健工作人员的指南。这是一项吉卜林医生必须独自完成的任务——他必须想出自己的方法来处理这件事。这并不是免除吉卜林医生对可能做出的任何决定的责任——他的行为仍需被严格审查——但它确实把吉卜林医生的处境放在了背景中。吉卜林医生没有帮助他做出决定的支持，这使人为误差出现的可能性升高。在吉卜林医生的病例中，这无疑是一个促成因素，可以从中获得经验。这不可能是主要因素或根本原因，但它肯定重要。

（四）任务因素：任务设计

一项给定任务的价值取决于它的设计。美国军方在选择可能被纳入一般军事用途的物品时，为产品设计的耐用性创造了一个有用的术语："Grunt proof"。"Grunt"是对在基础和入门级服役士兵的称呼，这些士兵是军队劳动力中数量最多的步兵。他们有足够的能力服务，但可能接受的训练最少，经验或资质不足。如果一个产品或系统是有价值的，它必须能够被任何一个 Grunt 使用。不只是一次，而是每天，是在一个 Grunt 可能所处的任何情况下。例如，突击步枪不仅要能在靶场上使用，还要能在穿越沼泽或沙漠行军后使用。如有必要它必须整天不停地射击，而且能够耐摔，不会走火。军械设计者必须非常关注器械的使用者类型以及他们使用器械的环境，这样他们才能使它 "Grunt proof"。这如何应用至医学？

医生、护士和辅助医务人员，以及接待员、电话接线员和其他医务人员经常面临已设计好的设备和服务。现代保健以制订和引进新服务的速度而闻名。由于新服务或设备设计的不可预见的限制，可能存在潜在或隐藏的风险。如果你希望从临床不良事件中真正学到东西，那么你必须能够识别和探索设计缺陷。这并不是批评或指责那些努力开发新服务的同事，关键是要帮助识别可能需要改进的缺陷或故障，以避免未来发生此类不良事件。说到底，患者安全才是最重要的。我们可以用另外2个初级保健的案例来探讨这个问题。

辛普森（Simpson）医生与深静脉血栓

9 月 20 日，周六，下午 5:30

辛普森医生是一名非工作时间服务的全科医生。他是一位年轻的全科医生合伙人，最近才开始非工作时间服务。

辛普森医生去家中拜访了 74 岁的科恩（Cohen）先生。科恩先生因排便习惯改变和体重减轻而接受检查。他的行动能力受到膝盖和臀部关节炎的限制，但今天他的女儿注意到他的右小腿出现了疼痛的肿胀。

辛普森医生诊断为深静脉血栓形成（DVT）。他查阅了当地临床调试组就深静脉血栓的社区管理发布的指南。该指南建议，考虑到科恩先生的情况，可以在常规工作时间安排的确认性多普勒超声之前给他注射低分子量肝素。

根据科恩先生的体重，辛普森医生开了低分子量肝素的处方，让服务经理安排该地区护士来给药。科恩先生的女儿拿了药，回家等候该区护士。

地区护士于晚上 8 点到达科恩先生家，询问他辛普森医生把填写药物使用说明的表格放在哪里。实际上他没有留下这样的表格。护士给非工作时间服务部门打电话，她被告知不能在无说明表格的情况下给药，然后离开了科恩先生家。

这名患者被转诊给另一位非工作时间服务全科医生诊治，但当晚该部门有很多紧急访客，当非工作时间服务全科医生打电话给科恩家，通知家属他正在前往患者家里打针的路上时，已经是午夜之后了。科恩先生的女儿问能否等到明天，因为科恩先生已经睡着了。

周日上午，该患者被送至一辆巡诊车上以便进行进一步检查。另一位非工作时间服务全科医生上门提供了注射，并填写了一张表格，以便随后该区护士能够给药。

周一晚上，科恩先生因肺栓塞死亡。

科恩先生的家人投诉非工作时间服务和延误注射低分子量肝素，认为这可能是导致科恩先生死亡的原因之一。

三、研究结果

辛普森医生查阅和非工作时间服务采取的社区深静脉血栓策略是从日间工作的临床医生角度来制订的，未考虑非工作时间服务中出现的不良事件。虽然治疗原则相同，但非工作时间服务的临床医生和地区护理服务之间的联系是不同的。非工作时间服务的地区护士不能直接为特定的全科医生工作，也无法查阅患者记录来决定治疗计划，因此需要为每个患者制订的特定治疗方案。然而，指南的作者在设计时没有考虑它的全部应用范围。

此外，当非工作时间服务管理人员在服务中使用该指南时，忽略了其中缺乏详细的建议。

辛普森医生在查阅如何采取行动指南时做得很正确，但指南设计缺乏足够的细节，无法涵盖所有可能使用指导意见的情况，这让他感到失望。

辛普森医生必须完成的任务设计耐用性不佳，无法应对各种可能使用它的情况，这并不"Grunt proof"。在深静脉血栓病例中，这会是肝素注射延迟的一个重要促成因素。这是一个非常有用的经验要点。注意，这是服务延迟的一个促成因素，但不一定与科恩先生的死亡直接关联，尽管他的家人认为如此。肝素注射的短暂延迟是否是导致科恩先生死亡的一个因素，这一问题更加复杂，甚至可能超出了研究范围。

四、NHS 路径：驾驶车辆

此前，我在担任医疗总监时参与了 NHS 111 电话临床评估服务在英国的引进。NHS 111 是一个电话支持系统，旨在从多个区域呼叫中心在全国范围内工作。在英国，任何人都可以拨打 111，该电话将由一名训练有素的健康顾问迅速接听，该顾问将利用一种特别设计的计算机辅助规程，询问来电者可能出现的症状，以确定他们病情的严重程度。该服务使用一种名为 NHS 路径的计算机规程，该规程由一系列针对特定症状组的问题集组成，每一个问题集的设计都是为了安全识别与给定症状相关的临床风险水平。NHS 路径反过来链接到所有 NHS 提供商的数据库，它能够根据患者症状的严重程度和他们呼叫的地方为患者选择合适的服务。它甚至可以提供预约一些紧急服务的选项。这是一个十分智能和复杂的系统。健康顾问没有接受任何临床培训，但确实在如何"驱动"该系统方面参加了强健的训练课程。他们在服务中得到临床顾问、经验丰富的护士和（或）护理人员的支持，他们可以提供建议或在必要时接听电话。我花了很多个下午或晚上和同事们见面，向他们解释这项新服务是如何运作的。如果将 NHS 路径比作一辆汽车，它会从呼叫点出发，在"正确的时间"把患者送到"正确的地方"。我们把健康顾问比作汽车司机。我们谈到有必要确保我们的"司机"受过良好的训练，能够尽最大能力驾驶汽车。

平心而论，NHS 111 的推出并不顺利。这在很大程度上是由于运营问题，但从一开始直到今天，人们都在担心评估可能出现灾难性错误的情况。

- 肯特夫人在胸痛发作时拨打电话，对检查录音的临床医生来说，这听起来是急性冠脉综合征的典型症状，但路径结果是在 24h 内联系医生。
- 14 岁的克洛伊（Chloe）的母亲打来电话。克洛伊头晕目眩，视物模糊，从录音中可以听到，随着通话的进行，她的病情迅速恶化——呕吐、呻吟，甚至昏倒。路径结果是在 2h 内去看医生，但女孩在电话结束 20min 后昏倒死亡。
- 82 岁的亨特利（Huntly）夫人因急性腹痛打来电话。她被安排在 24h 内看全科医生，但几小时后，她被救护车送往医院，然后被安排在重症监护室（intensive care unit，ICU）。36h 后她死于肠系膜动脉缺血并发症。

驾驶员失误。这是每个病例的最初印象。车辆运行良好，司机们（健康顾问）表现欠佳。他们没有充分研究这些问题，因此选择了错误的答案。如果你选择了错误的答案，你实际上是把车驶向了错误的目的地。吸取的经验教训是我们需要改进员工培训，或者对员工进行重培训，或者提醒员工已接受的培训内容。简而言之，我们需要让司机变得更好。

对于任何医疗任务，驱车都是一个很好的类比。临床医生像是车辆司机，我们必须小心确保我们驾驶得尽可能好，因为这将降低发生不良事件和伤害患者的可能性。唯一的问题是，道路安全不是如此运行——那么为什么医学应当如此呢？

大于 2/3 的道路交通事故可以归因于驾驶员失误，然而道路安全方面的最大进步不是由于驾驶员培训的改进。实际上，这可能对道路安全几乎没有影响。道路安全方面的最大进步来源于对车辆或所行驶道路的改进。有人可能会说，对道路安全的最大贡献是安全带。你可能无法阻止人们开车撞到树上，但你可以通过让他们系上安全带来降低事故致命的概率。你无法阻止人们过快开车，但你可以设计更平滑的弯道，更好的照明和更好的路面。

因此，驾驶汽车的类比让我思考 NHS 路径是如何设计的，以及我们要求健康顾问在使用它时要承担的任务。这车开起来有多容易？它有什么安全功能？如果这一路径是汽车，是什么构成"道路"？哪些天气情况会影响驾驶？这听起来可能有点异想天开，但这种方法让我们对系统有了深刻的认识，更重要的是，让我们了解如何改进系统。

肯特夫人和亨特利夫人各有一种症状，分别是胸痛和腹痛，除此之外几乎没有其他症状。当详细检查健康顾问在每个病例中使用的问题集时，很明显，在每个病例中对单个问题的回答决定了结果。如果在每个病例中回答"是"而不是"否"，就会导致该患者被升级到救护车或紧急响应。健康顾问指出了相关问题的支持性建议，人们可以立即看到，对该建议的严格解释只能得出健康顾问选择的答案。扩展一下这个类比，问题不在于司机，而在于汽车控制面板的误导信息。这些信息被反馈给 NHS 路径，服务内部的设计师能够完善提问和提供支持建议的方式。也许是微小的改变，但这种洞察力和反馈对于改善服务是至关重要的，展示了在观察临床不良事件时探索任务设计的价值。

14 岁的克洛伊的情况又不同。在此病例中，健康顾问根据最初出现的症状开始使用一个问题集，但结果似乎不正确，所以他们暂停，并向更有经验的健康顾问寻求建议。在此期间，克洛伊的病情恶化，出现了新的症状。健康顾问试图调整问题集以契合症状，并通过问题获得一个结果。克洛伊的病例就 NHS 111 病例中的人为因素影响向我们提出了一些非常有趣的问题，这个问题稍后会探讨，但它也发现了另一个问题。

克洛伊的通话时长比平均时间长 2 倍，健康顾问在电话中改变了 3 次策略，并寻求了一次帮助。情急之下，我们知道人类会忽视这类不良事件的重要性，但机器不会。IT 系统上的时钟一直在计数，IT 系统也尽职地记录评估中的停顿和方法的改变。然而，它记录的是明显超出常规的路径评估，这一事实没有引起任何形式的警告或警报，以促使健康顾问审查他们的行为。这就像驾驶一辆没有发动机过热警示灯的汽车一样。如果没有这样一个相对简单的装置，你的引擎最终会灾难性地过热和失灵，而正是这些惨痛的教训导致了汽车引擎热传感器等安全装置的出现。它们不是初始设计的部分，它们是从不幸事故中吸取的教训。医疗保健也是如此。我们可以从对促成因素的探索中得到教训，在克洛伊的病例中，教训是 IT 系统应该设计带有能够识别偏离常规的行为的功能，可以提供适当的警告以帮助我们意识到我们可能正陷入困境。

任务设计因素需要一些横向思维和一些努力来分析，但它们是值得的。任务设计的改变会对患者的安全产生重要影响。服务系统的改变亦是如此。下一章的主题是分析系统以确定促成因素。

第 9 章　理解为什么：系统因素

我们已经确定，不良事件的促成因素可以分为 3 大类，即患者、人、系统及任务因素。我们已经研究了患者因素和任务因素。现在我们把注意力转向系统因素。系统因素包括以下问题。

- 设备，包括自动防故障装置保护的设计和功能。
- 工作环境。
- 组织问题，包括组织文化。
- 教育和培训问题。

检验系统因素要求我们将分析扩展到正在讨论的不良事件之外的潜在因素，并在医疗保健系统更广泛的背景下考虑不良事件。一些读者可能记得几年前引起公众注意的一件严重不良事件，一位非工作时间全科医生出诊，给患者注射了 100mg 二醋吗啡治疗肾绞痛，导致患者在家中死亡。这名医生从德国飞来，代班非工作时间全科医生。患者主诉既往 100mg 的哌替啶治疗肾绞痛史。全科医生给他使用了相同剂量非工作时间服务中所携带的二醋吗啡，但他没有意识到这 2 种药物有显著差异。很明显，全科医生在判断上犯了一个毁灭性的错误，这个错误的根源在于个体认知和教育方面的因素。那么更广泛的系统问题造成的错误呢？

- 设备：该服务为姑息治疗患者携带了 100mg 二醋吗啡安瓿，这是全科医生所使用的安瓿之一。携带这种高剂量药物是否构成设备风险？
- 工作环境：为什么一项服务需要全科医生从欧洲飞过来做周末轮班？这是一项创新的人力资源举措，还是仅仅是为了支撑人手不足的服务？这个问题的答案可能是全科医生加入了一个组织良好和创新的服务机构，还是一个努力提供安全护理的服务机构？

- 组织问题：该组织是否意识到二醋吗啡处方的风险？有其他不良事件发生吗？从中得到了什么启示吗？该组织是否预料到任用欧洲代班全科医生有任何特殊问题？是否采取了任何缓解措施？

- 教育和培训问题：全科医生在开始轮班前进行了什么类型的入职培训？他所受的教育和培训是否足以使他在英国工作做好准备？他是否接受过专门的培训以适应英语工作环境？

这是一个备受瞩目的案件，引起了媒体的广泛关注。由于越来越多的日间全科医生选择不从事非工作时间服务，人们对全科医生非工作时间服务处理问题的方式日益感到担忧。本病例发生于此背景之下。在这种情况下，将调查扩大到更广泛的系统问题是十分适当的。然而，有一种危险是，对临床不良事件中"系统性"问题的搜索可能会成为一种泛化的非法摸底调查，有可能会引起与所涉案件不一定相关的一般服务问题。或者，它可能成为一个借口，允许调查人员或服务负责人就与案件无关的问题展开个人斗争。因此，对系统问题的任何探索都要有相关性和针对性。

一、吉卜林医生：放眼全局

我之前提到过吉卜林医生的病例。表面上看，这只是吉卜林医生在用一种胰岛素替代另一种时犯的一个错误。我们仔细考虑了任务因素，注意到用一种胰岛素替代另一种的过程是一项特定任务，它有与可获支持和指导程度相关的因素，这些因素可能会影响吉卜林医生的行动。还有更广泛的系统性问题吗？设备、工作环境、组织、教育和培训等因素是如何发挥作用的？

我们从其他安全行业中学到的关键教训是人非圣贤，孰能无过。在可能的情况下，我们必须开发设计认识到这一事实的系统和设备，并提供尽可能多的支持，以最大限度地降低出错的风险。所以应从系统是否帮助了参与者避免犯错或促使他们犯错，或者在这方面只是中性角度看待系统问题。

让我们全方面地进行思考。

重要提示

记住把你对潜在促成因素的分析与已确定的护理或服务交互问题联系起来，或者直接与患者结局关联。不要被可能与患者情况有关但与患者没有直接关系的因素所干扰。

（一）设备

吉卜林医生在实践电脑上做了记录，还开具并打印了处方。该实践使用了一个著名的通用实践软件包，适用于记录、预约和开处方。IT 系统似乎是中性的，它们只是按照我们告诉它们的去做，但事实并非如此。IT 系统被设计得尽可能具有功能性，设计师可以在软件设计中加入许多因素来帮助用户。这些包括决策支持助手、通用记录部分中与病情相关的指导，以及处方模块中的药物警报。软件系统中是否有某些东西可能与本案直接相关？我们已经确定，在英国国家处方指南中没有关于胰岛素替代的参考，其他已发行的指南中也没有。因此，除了糖尿病控制的常规建议之外，在一个通用做法软件系统的通用记录模块中，不太可能有与胰岛素替代专门相关的指南。可是，处方模块呢？当你用电子方式开药时，总是会出现或弹出警告窗口，告知开药者有潜在的禁忌证或交互作用，特别是当开药模块与患者已服用药物列表相链接时。如果吉卜林医生同时开出 2 种不同的长效胰岛素在临床上是不合适的，那么你尝试这样做时，软件系统会发出警告，这难道不是合理的吗？吉卜林医生是否忽略了这一警告？毕竟，我们知道，我们可能会对反复出现的警告信号视而不见，并在没有真正注意到它们的情况下自动忽视它们。

对特定 IT 系统处方模块的审查显示，当同时开 2 种不合适的胰岛素时，不会出现警告。因此，IT 系统无法警示吉卜林医生潜在高风险处方，使他可能犯错。其他高风险处方操作触发一个警告窗口弹出，使处方操作停止，直到处方者确认收到警告并关闭屏幕，但这个系统没有对这种交互的警告。这似乎是 IT 系统设计者的疏忽。这有什么意义呢？

我们知道，在本案中，吉卜林医生提供了一个不当处方。但进一步，这个处方被多达 7 个其他同事在实践中重复了 11 次。尽管吉卜林医生可能忽略了一个警告，即使它存在，一个警告系统可能会在第一个错误之后再提供 11 个机会来发现错误。此外，处方被带到药房，由药剂师配药。另外的调查还发现，药剂师使用的配药软件在药店记录 2 种胰岛素并配药时也没有发出警告。因此，如果我们将药房 IT 系统作为设备审查的一部分，那么由于药房和全科医生实践中的 IT 系统没有识别不当胰岛素处方的警告窗口，总共错过了 24 次识别错误的机会。这一事实本身就足以表明，在这种情况下，设备问题是一个重要的系统因素，如果确认这一点，在试图开出与此次不良事件中相同的 2 种胰岛素时，有 ≥ 1 个英国国家初级保健 IT 软件供应商会向开处方者发出警告，这更加重要。

此案中，在这种情况下，要仔细检查 IT 设备的使用情况。不仅是在实践中，还有在患者收集处方的药房中，我们可以看到，并不存在一个可能提醒吉卜林医生处方错误的安全功能。在这种情况下，我们已经确定了一个可能导致处方错误的系统因素。

（二）工作环境

有人可能会考虑吉卜林医生在实践中得到的支持。该诊所是否有糖尿病专家？这些人可能接受过更高级的培训，吉卜林医生可能会向他们寻求建议或支持。当心——因为这可能是研究者的一个特别的偏见，他们有强烈的兴趣设想这样一个角色，以表明一个在实践中对糖尿病有特殊兴趣的全科医生可能已经防止了该不良事件的发生。如果他们见过患者，也许他们会这样做，但除非诊所坚持要求专科医生对所有糖尿病患者进行检查。否则，认为这种可能会产生任何影响，是具有高度推测性的。如果吉卜林医生觉得自己在处方问题上力不从心，他可以推荐专科医生，所以诊所内部专科医生并没有必要。

考虑到哈韦尔先生英文并不理想，考虑的其他因素包括预约安排、患者回忆系统和口译人员的可用性。事实上，对所有这些问题进行审查，发现它们都符合常规做法的标准，在预约方面和会诊期间所需译员的良好可用性方面没有明显压力。在这种情况下，没有显著的工作相关因素，但可以看到，当确定与工作环境相关的问题是否可能是一个不良事件的因素时，可能有很多独立问题需要考虑。不要害怕详细叙述实践中事情如何发展，即使对不良事件的促成作用不显著，但那正是可研究之处。在深入研究本案细节的过程中，我注意到哈韦尔先生在医院和诊所中都多次错过预约。其中 2 次预约是讨论异常验血结果的。我们注意到，哈韦尔先生对此服务参与度低，这是一个"患者因素"，可能是他糖尿病控制不佳和肝脏并发症的原因之一。当我询问错过预约的情况时，诊所经理向我详细讲述了医生在患者没来就诊时向管理人员提出担忧的过程。诊所有一个良好的随访系统，可以通过电话和信件重新联系患者。然而，如果患者仍然没有反应，则不会触发进一步的行动。因此，如果患者对联系人的来访根本没有回馈，患者随访过程可能会失败。不存在保留患者档案的机制。如果有人忘记随访，档案可能会丢失。这是一个小问题，实际上在此案中不太可能起作用，因为哈韦尔先生最终还是前来就诊，来开后续胰岛素处方，尽管不是一个重要因素，它仍然是一个有用的经验要点，诊所可以按此行事来加强自己的随访系统。

（三）组织因素

该组织是否有任何差错？该组织可能局限于一个单独的诊所，也可能构成一个更大的团体，如一个诊所群，全科医生联盟，一个独立的提供者组织，甚至是一个临床调试组。思考一下由谁负责雇用员工，制订策略和方案，由谁负责调查不良事件或投诉。一个机构如未能在其服务的整体管理中进行合理的尽职调查，则有可能导致不良事件的发生。

帮助您开始的好问题是围绕政策或协议，以及投诉和不良事件的问题。

- 你有什么与这起不良事件相关的策略和方案？
- 你以前有过类似的投诉或不良事件吗？
- 如果没有策略或方案，这合理吗？
- 是否应该存在一个策略或方案？

没有一项现成的策略或方案可能是合理的，但也许从你的调查中可以了解到的一点是，应该有一项现有、合理的策略或者方案。关于同一主题的不良事件或投诉可能表明一种趋势或潜在问题，这些问题之前已经被组织发现，但没有被解决。对一个组织来说，最糟糕的情况是，一名调查员发现 2 年前发生了一模一样的事情，而用于防止该类不良事件再次发生的建议并没有被采纳。

继续讨论吉卜林医生的病例，我对以下领域感兴趣。

- 该诊所是否有药品管理策略？
- 该诊所是否有糖尿病患者管理方案？
- 该策略或方案是否能解决胰岛素处方的问题？
- 是否有重复处方的管理方案？
- 是否有口译员使用方案？

- 之前是否有药品管理不良事件涉及胰岛素处方？

- 有任何关于胰岛素处方问题的投诉吗？

- 该诊所是否有一个正式机制来分享从重大临床不良事件中获得的经验？

问这样的问题可能会对一所诊所造成威胁，因为这些问题会意味着应该有一个肯定的回答——是的，我们当然有针对这个问题的策略。然而，这并不是重点。不是想抓住谁的把柄，只是为了找出事情发生的原因，以及我们是否能学到东西。有关组织问题的审查如表 9–1 所示。

表 9–1　组织问题的审查

组织问题	组织回应	研究者注解
该诊所有药品管理策略吗？	是	通用策略，类似于大多数实践策略。通常适用
该诊所是否有糖尿病患者管理方案？	是	方案概述了评估与随访过程。随访预约方式和糖尿病审查符合英国国家卫生与临床优化护理研究所指南
该策略或方案是否解决了胰岛素处方的问题？	是	它只是让人们普遍认识到胰岛素是一种潜在高风险药物。没有针对特定亚组患者的具体指导或专门条款（例如，没有在实践中为 1 型糖尿病患者开具胰岛素处方）。没有胰岛素替代指导。然而，这与大多数实践一致
是否有重复处方的管理方案？	是	只处理过程，谁在什么时候做什么。这与临床无关
有口译员的使用方案吗？	是	提供良好的翻译服务，每个人都知道它如何运作
之前是否有药品管理不良事件涉及胰岛素处方？	否	无记录，高级职员无相关记忆
是否有任何涉及胰岛素处方问题的投诉？	否	无记录，高级职员无相关记忆

（续表）

组织问题	组织回应	研究者注解
该诊所是否有一个正式机制来分享从重大临床不良事件中获得的经验？	是	在每月诊所会议上讨论；然而，会议记录有限，如果员工不出席，他们将不会接到随访

可以看到，在某些领域，策略或方案可能无法应对本案提出的挑战，但这并不意味着它们有错。事实上，目前还没有关于胰岛素亚型替代的具体指南，因此虽然这一点值得注意，但这并不意味着应该存在相应指南。这将取决于所发生不良事件的相对风险，以及这类风险是否已预料到，先前是否已采取缓解措施。我们在第 8 章的任务因素分析中看到，胰岛素替代在初级保健中是一项很少进行的任务，而且这方面没有现成的指导。该实践没有具体的指导，这一事实使其与任何其他实践没有差别，因此，即使我们可以将其确定为潜在的经验要点，任何缺陷都不可能成为促成因素。类似地，该诊所没有一个良好的不良事件后经验分享机制，可以从这一事实中吸取教训，但在此案中，这并不是导致不良事件发生的原因。只有在 2 年前类似的不良事件发生并在诊所会议上被提及，但没有采取后续行动来改善服务时，这才有意义。

总而言之，不要仅仅因为一项策略或方案可能会疏忽一些你认为相关的东西，就将其作为促成因素，除非你能将它与不良事件建立起直接联系。如果你发现了一个没有直接影响的缺陷，你可以把它作为一个经验要点，而非一个促成因素。

此外，在研究策略与方案条款等问题时，重要的是要在适当的背景下进行评估。当你考虑一项全科医生执业药品管理政策或糖尿病方案时，应在全科诊所的常规策略或方案背景下来看待它，而不是将它与医院策略或方案进行比较。如果你不确定某项策略或方案是否适用于一次特定服务，你需要向同事寻求建议或支持，而且大多数同事都会很乐意提供帮助。

（四）教育和培训

教育和培训问题可能是针对个人的，也可能是组织的普遍问题。在某些情况下，你可能会发现，一旦问题超出了个人或相关组织的范围，则可能更适用于卫生经济的更大部门，甚至是国家重要部门。教育和培训问题不仅涉及个人知识方面潜在或已确定的差距，还涉及组织如何确保员工得到适合其岗位的培训，以及他们如何保持自己的能力水平。可能出现的问题包括组织如何确定特定角色的教育能力，如何在遴选和招聘时验证这一点，员工如何融入组织的习俗、实践和文化，以及如何保持该岗位的持续能力。

当护理或服务交互问题表明员工不知道正确的做事方法时，培训问题就会在不良事件中凸显。如果你进行了预见性或替代试验，则可能在对病例的初步评估中发现这一线索。是否有人没有遵循标准试验方案或国家指南或公认的最佳做法？是否有人的行为超出其岗位的预期范围？本质上，如果有任何迹象表明员工不知道什么是过错或疏忽，都说明培训或教育可能存在问题。

在婴儿安娜的病例中，当金医生发现安娜热性惊厥发作或可能发作时，他却没能让她转诊至儿科。是他不知道这些准则，还是他知道但视而不见？金医生是后者，他知道指南，但出于看似合理的理由选择忽略它，即使这些理由是错误的。金医生也犯了进一步的管理错误，这表明他缺乏对现行指南的认识。他给了安娜一剂对乙酰氨基酚，然后 1h 后检查她的情况，因其体温下降而放心。NICE 指南表明，许多在紧急护理环境中工作的医生和护士都熟悉这种技术，该技术不再被视为最佳做法。金医生不知道指南的变化，他解释道，他从作为实习医生在急诊科工作时就开始使用这种技术。很明显，金医生没有完全掌握最新的可用指南，这对初级保健提出了一个非常现实的挑战。国家指南经常由重要人物发布，并通过各种方法传播给临床人员，但有证据表明，临床人员根本无法跟上更新指导的数量。那么，这仅仅是医生个人的培训问题，还是反映了更广泛的全科医生的教育问题？如果你是一名临床领导，你可能会根据观察同事实践或审计临床记录来得知答案。但是，如果不是，这样的发现可能会促使你对员工进行一个小型调查，以确定这是否是一种常规实践，或者他们是否知道关于这一问题的 NICE 指南。这可能有助于指引你考虑以后对这一观察的学习价值。你可能会发现，在 50 名医生和护士中，只有 2 名在这样做，金医生就是其中之一。在这种情况下，知识差距和随后的教育需求相当小，仅限于少数人。如果 50％的员工不知道现行 NICE 指南，仍旧使用过时方法，那么该组织会有更大的教育需求。如果你不确定一个不良事件涉及的是个别教育学习需求还是更广泛的需求，你可以通过将执行审计作为上述调查的一部分来解决。如果由于时间或其他后勤限制而具有挑战性，那么你已经在根本原因分析中确定了一个需要进一步探索的问题。你可能会建议与金医生一起解决个人教育需求，以及在不良事件调查结束并将责任转诊给其他人之后，进行更广泛的审计。

那么吉卜林医生和同事们呢？他们在胰岛素处方上造成并延续了错误。吉卜林医生替换了错误的胰岛素，这也被几位随访哈韦尔先生的同事忽略，他们重复了同样的处方错误。从挂号注册到收到表明发生处方错误的信息，这一实践过程中，哈韦尔先生与 5 名不同的全科医生有过多次联系。此外，哈韦尔先生在当地急诊科就诊 ≥ 1 次，但最初的胰岛素替代错误却没有被发现。

我们已经注意到，胰岛素替代不是全科医生的常规任务，但是这里的经验要点是什么？此案中，胰岛素替代的任何内在困难都是由于以下事实而加剧的，哈韦尔先生正在使用的胰岛素类型 Humulin R 在英国没有，因此英国的开处方者和药剂师不太可能熟悉它。

吉卜林医生已证实，他一直在跟进正在进行的专业发展，包括定期进行关于糖尿病管理的在线进修培训。然而，这并没有让他完全熟悉各种不同类型的胰岛素。因此，接下来的 3 次会诊中，吉卜林医生仍旧未能发现处方错误。

哈韦尔先生还在 5 个不同的场合见过达尔齐（Darzi）医生，或者得到过达尔齐医生的重复处方。对达尔齐医生的采访表明，他们也与专业发展保持同步，但也忽视了不同胰岛素类型的范围，因此他们没有注意到胰岛素组合不当。

鉴于 5 名不同的全科医生和 ≥ 1 名急诊科医生也没有注意到不适当的处方，似乎普遍缺乏足够的胰岛素类型知识，无法轻易发现此类处方错误。当面对这种程度的知识缺乏时，很明显这不是个人知识差距，这是一个更大的问题。看看一些可用的培训是有帮助的。作者回顾了在常用全科医生培训网站上可获得的在线培训，虽然这些网站提供了糖尿病管理培训，但培训重点是并发症管理，而不是胰岛素管理。少数侧重于管理的课程则倾向于管理特定制度，而不包括胰岛素替代。因此，尽管在这个病例中发现了一个明显的知识差距，但这似乎并不是因为缺乏持续的培训，而是我们面对的是一个根本没有涵盖的医学领域的标准培训体系。从学习角度来看，这是有趣的，但这并不一定意味着缺乏训练本身是一个促成因素。

（五）已知的未知和未知的未知

重大不良事件中的教育和培训因素引发了一个有趣的现象，这与员工之间的知识差距有关，吉卜林医生的病例就是一个例证。

- 我们知道我们不可能知道所有的临床事实。
- 我们知道存在可能产生风险的未知事实。

- 但我们并不总是知道什么是未知的。
- 在临床实践中，未知的未知会带来特殊风险。

（六）无意识的过失

作为吉卜林病例的一部分，我回顾了英国现有的胰岛素类型，发现目前英国市场上有超过 60 种不同的胰岛素品牌和子类型。在英国国家处方指南中，就有 13 种不同类型的胰岛素和 27 种不同的交互机制。因此，医生在胰岛素替代和处方方面的知识差距并不令人惊讶。

此外，由于历史和商业原因而出现的胰岛素亚型命名也令人困惑。例如，在英国，我们现在认识到有 2 种类型的胰岛素，它们反应迅速，适合作为饭前服用的"基础丸"方案的一部分使用。胰岛素类型被称为"短效"和"速效"，前者在注射后几分钟内起效，因此可以在饭前立即使用，而后者需要 20～30min 起效，需要饭前 30min 使用。然而，当涉及命名时，临床医生面对的是品牌名称和胰岛素"类型"名称的混合，这些命名有时是违反直觉的。

- Novorapid：一种速效胰岛素。

但是：

- Insuman Rapid：实际上是一种短效胰岛素。
- Human actrapid：实际上是一种短效胰岛素。

此外：

- Humulin S：一种短效胰岛素，但 S 代表可溶（soluble），而非代表短时（short）。
- Humulin R：（哈韦尔先生原用胰岛素，不在英国上市）一种速效胰岛素，但是 R 代表常规（regular），而非代表迅速（rapid）。

Humulin R 是吉卜林医生试图替代的胰岛素。如果你在谷歌搜索 Humulin R，最早提到它的网站之一是 Drugs.com，它将 Humulin R 描述为一种"快速作用胰岛素"，使用的又是另一种命名法。在英文表达中，"快速作用"意味着速效（rapid）还是短效（short）胰岛素？

Eli-Lilly 制药厂自己的 Humulin R 产品资料将其描述为"常规"，只有在药代动力学部分，人们才能了解到它的起效时间是 30min，因此它被英国指定为一种速效胰岛素。

此外，Humulin、Humalog、Hypurin 和 Insuman 等胰岛素类型都有各种亚型或组合，可能包括速效或短效及中效，或者使用 Humulin、Humalog、Hypurin 或 Insuman 等名称为前缀的混合配方，这使得临床医生难以在任何时候都能清楚地分辨这些胰岛素。

这不仅是因为这个领域对非专业人士来说是一个复杂的雷区，他们必须努力掌握胰岛素类型的应用知识；问题是这一医学领域是如此复杂，以至于一个人的无知程度很难衡量。直到我研究了这个病例，才意识到胰岛素处方是多么复杂，我有那么多未知。我对自己无知程度的毫无意识是一个风险因素，它放大了与我的无知程度相关的风险。无意识的不称职是一种风险，2 位美国心理学家邓宁（Dunning）和克鲁格（Kruger）描述了一种现象，这种现象可能会使这一因素变得更糟❶。有关临床不良事件中人为因素的更多信息，请参阅第 10 章。

二、服务中的系统性风险因素

这有助于为不良事件调查做好准备，为此，思考服务的特定方面是有帮助。有些服务比其他服务更容易出现系统性问题。传统上，初级保健被认为是一种单人乐队。医生、护士或辅助医务人员在个别会诊中为

---

❶ Kruger, Justin; Dunning, David (1999). "Unskilled and Unaware of It: How Difficulties in Recognizing One's Own Incompetence Lead to Inflated Self-Assessments", *Journal of Personality and Social Psychology*. 77（6）：1121–34.

患者看病，并对整个过程负责。如果出了问题，很可能是人为错误，即从业者判断的错误。虽然人为错误非常重要，我们在接下来的章节中将深入探讨这个问题，但它实际上只是一个更大问题的一个小方面。就像道路安全只能通过改善驾驶员表现来小幅提高一样，医疗安全也只能通过加强对医生和护士的培训以解决人为错误来小幅提高。人们意识到，与人为错误相关的风险，以及随之而来的性能改进是 2 个重要步骤，但如果能认识到还有任务或系统问题，可能效果更好。所以，你的服务如何？

请思考以下问题来评估你的服务系统性风险。

- 你使用什么设备（包括 IT 系统）？
- 是否所有员工都有能力使用它？
- 是否定期清理、维护和校准它？
- 你的服务是新的还是早已投入使用的（新的紧急护理服务往往将员工置于难以衡量"常规"的位置，例如，NHS 111、急救护理从业者和自主护士从业者，以及新的医生助理角色）？
- 你的员工配置和患者情况如何？
- 你有一个健全的入职培训过程吗？
- 员工是否需要接受强制性培训？
- 他们这样做了吗？
- 你定期进行服务审计吗？如果是，这些是临床绩效审计还是服务提升审计？
- 你在服务中如何管理药品？
- 你是否有医药卫生政策？员工熟悉这些政策吗？它是实用的还是只是作秀？

- 你能确定在过去的 1 个月里有多少次使用高风险药物吗？

- 你们有员工要遵循的策略和方案吗？这些是为你的服务定制的，还是从其他来源"剪切粘贴"的？如果是，它们真的适合吗？

- 所有员工都知道如何提高对患者安全的关注吗？

- 是否有投诉和不良事件的处理策略？

- 你能从以前的不良事件中吸取教训吗？

- 如果你得知医疗质量委员会（CQC）将于下周一参观你的服务，你会做何感想？

第 10 章　人为因素（一）：强化经验的关键

"我们对自己的无知视而不见。我们对自己的无知知之甚少。我们对自己的无知并非天生知晓。"

丹尼尔·卡尼曼（Daniel Kahneman），

诺贝尔奖获得者，心理学家，

《思考，快与慢》（企鹅出版社，2012 年）一书的作者

以下是我们对人类行为的一些了解。

- 人会犯错。

- 如果因为一个错误而惩罚人们，人们就不会再犯错误，这种想法是不现实的。(惩罚谬论)

- 如果在某件事上足够努力地练习，就永远不会犯错，这种想法是不现实的（完美谬论）。

尽管知道这一点，我们仍然倾向于以下方式对人为错误做出反应。

- 惊讶，怀疑和愤怒。

- 想要惩罚犯错误的人。

- 希望更努力地训练人们，使人们不再犯同样的错误。

在发生重大不良事件后，明智的观察者可能设法避免惊讶，怀疑和愤怒，甚至设法寻求经验而非指责——但惊讶，愤怒和渴望惩罚仍会是大多数患者和亲属的主要反应，甚至可能是你组织之外的专员和同事的反应。然而，即使是明智的观察家也常倾向于寻找一种人为错误问题

的训练解决方案。毕竟，除了训练，还能做什么来提高人们的工作表现呢？这是可以从学习一项运动、一种乐器甚至是乘法表中学到的经验教训——熟能生巧。当然，练习可以让你变得更加熟练，但只要观察一下英国足球队的点球大战就知道，练习并不能消除错误。因为我们是人，人都会犯错。这是没有限制的，不是"只有一些人会犯错"或"只有懒惰或愚蠢的人才会犯错"（尽管他们当然可能比普通人犯的多）。练习可以使你变得更好，但不能使你变得完美。

在研究重大临床不良事件时，挑战不仅仅是识别人为错误，还有确定在未来哪些地方可以通过更好的训练来减少人为错误，以及在哪些地方有必要明确人们永远不会停止犯这种特定类型的错误，并考虑是否可以重新设计一个系统，以去除其中的人为因素。以研究临床医学中的人为错误而闻名世界的英国心理学教授詹姆斯·瑞森（James Reason）有一句名言："你无法改变人类的状况；但你可以改变人的工作条件"❶。

回到道路安全的类比，我们必须始终考虑，在多大程度上一个事故（一场道路事故）可以使我们相信司机需要更好的培训，在多大程度上一个事故可以告诉我们，车辆或道路需要更好的设计。当汽车安全专家意识到，即使在司机经验丰富、驾驶条件明显最佳的情况下，司机也会不断发生撞车事故时，他们将人为错误排除在外，并在汽车上安装了安全带，从而大幅提高了安全性。理解人为错误并从人为错误中获取经验至关重要，但我们必须记住，需要在人类临床医生工作系统的更广泛背景下找到解决人为问题的方法。

一、独自工作与团队合作

医疗保健是由人际交互和决策，以及团队干预共同提供的，这一事

---

❶ Reason, J, 2000, Human error: models and management，*British Medical Journal*, p. 769.

实使潜在人为错误变得复杂起来。我们很幸运，因为关于个人如何决策，以及什么因素可能导致他们犯错，已经进行了大量的研究。虽然很少有学术研究，但有很多关于特定类型团队如何在安全关键环境中工作的实践经验。这 2 种资料来源为临床不良事件研究者提供了非常有用的背景理论与语境。军事、航空和航天工业尤其在了解团队如何运行及如何提高团队绩效方面投入了大量资金。

表 10-1 中的清单当然不是详尽无遗的。一些来源会引用其他因素或将一些因素进一步分解成组成部分。就我们的目的而言，这并不是那么重要。请记住，我们探究这个问题不是为了学术目的，而是为了帮助我们理解我们正在研究的不良事件的原因。对于研究者来说，重点是这些概念在理解和从重大不良事件中吸取经验教训方面的价值。在不良事件研究中，困难的是确定可能涉及的许多潜在人为因素中哪些是真正相关的。

表 10-1　影响人类工作表现的因素

个体人为因素	团队因素
<ul><li>自大、傲慢</li><li>疲劳</li><li>注意力分散</li><li>超负荷</li><li>自信心</li><li>思维模式</li><li>认知偏差</li><li>态势评估</li></ul>	<ul><li>沟通</li><li>权力梯度</li><li>不同的思维模式</li><li>孤岛思维</li><li>群体思维</li></ul>

二、人类如何思考

在进行不良事件研究时，3 个理论结构是非常有用的。在医疗领域工作的不良事件研究者经常引用和使用它们。它们不是相互排斥的理论，这 3 种方法都可以单独使用，也可以在研究中一起使用。这取决于发生了什么，以及哪种理论有助于调查者理解和从不良事件中获得经验。3 个关键理论是拉斯穆森（Rasmussen）和瑞森关于经验和执行任务的构想，丹尼尔·卡尼曼关于启发式逻辑和关键决策的工作，以及美国国家航空航天局关于高风险环境中安全关键行为的工作。为了简单起见，我将这 3 种有用的理论结构分为以下 3 类。

- 我们如何学习执行任务。
- 我们如何思考和做出判断。
- 我们在高压环境下如何行动。

三、拉斯穆森与理性：我们如何学习执行任务

詹森·拉斯穆森（Jens Rasmussen）是北欧工业心理学家，研究工厂工人的学习机制 ❶。他创立了一种学习模型，被称为技能、规则、知识（Skill、Rule、Knowledge，SRK）模型（图 10-1）。它描述了一种学习层次结构，在这种结构中，当一个人从新手变成熟练的操作员时，活跃思维或认知努力的程度就会下降。开始，需要获得和保留大量知识，这需要高水平的认知努力和注意。想想当你第一次学习开车或演奏乐器时需要多少注意力。随着你的进步和基本知识基础的巩固，有意识思考的程度会降低，你依靠规则集来指导和维持表现。例如，主动回忆涉及超车的全部程序，可能会被回忆简单"规则"，如"前方距离 300 米"和"后视镜信号操纵"等取代。最后，操作员在某项任务上变得熟练，对此集中注意力的程度可能会降低到几乎为零。你可能会不假思索地驾驶一辆汽车或用乐器演奏一段复杂的乐曲——你所受过的训练和经验将会变成

---

❶　IEEE Transactions, May 1983.

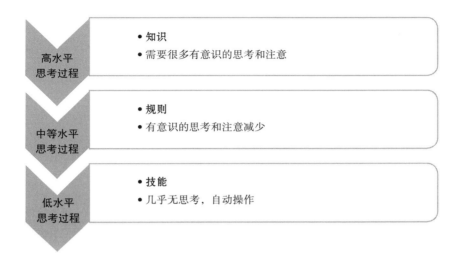

图 10-1　技能、规则、知识模型：有意识思考减少

一个自动化的过程。

　　詹姆斯·瑞森教授是一位英国心理学家，他为我们理解临床错误做出了很大贡献 ❶。他提出了著名的 Swiss cheese 模型，说明了患者伤害障碍，就像一块瑞士奶酪，是如何形成孔洞的。当一系列孔对齐时，风险可能会直接通过，造成患者伤害。他也认为，拉斯穆森关于我们如何学习的模型也代表了我们如何犯错的模型。瑞森提出，我们会犯基于技能的错误、基于规则的错误和基于知识的错误（图 10-2）。

　　考虑把这个应用到一个常见的错误上，一位临床医生给 1 名对青霉素过敏的患者开青霉素。患者使用药物，死于过敏反应。在 SRK 模型中可能出现什么类型的错误？

　　(1) 技能等级错误：纰漏或失误是形成这类错误的原因。有知识，有问题，有答案，但临床医生仍然开青霉素。注意力分散或大脑"脱节"很容易导致这种错误。

---

❶　Reason J. *Human error*，New York: Cambridge University Press, 1990.

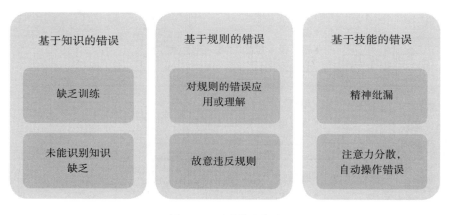

图 10-2　活动错误类型

（2）规则等级错误：这些是没有遵守标准操作规则的错误。记录病史的标准程序是询问患者是否对药物过敏，特别是在开抗生素处方时。没有询问标准问题是基于"规则"的错误。

（3）知识层面的错误：这些是对事实不了解的错误。在这种情况下，临床医生将如果不知道青霉素可能导致过敏反应——这是极不可能的，但在某些情况下可能是相关的。

在经验丰富的临床医生中，面对常见疾病时，技能和规则等级错误相对常见。但经验不能排除知识等级错误。面对一个罕见或不常见的症状，那么即使是一个非常有经验的临床医生也可能会由于缺乏对症状情况的了解而犯错。

一个关键的经验要点是，一个人在 SKR 模型上的位置不是固定的，可能会随着患者的不同而波动，甚至在单个患者接触中也会变化。临床医生的内在危险在于，允许自己在一个"技能"等级上长期工作，就像自动驾驶仪一样，几乎没有进行思考。在这种状态下，短暂的疏忽或分心可能导致错误。思维的灵活性在医学上至关重要。在特定情况下识别线索以提高思维水平，回到规则或规程，甚至回到书本（或互联网）来获得更多知识，这种能力必不可少，这代表一种真正的技能。

活动错误：预期错误、过失和违规

瑞森进一步将人为错误分类为"有意的"或"无意的"2 种类型（图 10-3），然后将这些子类型进一步分类为疏漏、错误或违规。他把这些类型的错误笼统地称为"活跃的"。活动错误与"潜在"错误相对立，"潜在"错误是由于服务或程序设计导致的系统内部潜在设计缺陷而引起的错误（在麦克唐纳医生肝素注射延迟的病例中，没有在社区深静脉血栓方案中包括提供非工作时间处方是一个潜在的错误——一个等待发生的不良事件）。

当然，在瑞森的模型中，这不是预期错误；这是行为。例如，如果我们看上面的同一个病例，临床医生开青霉素，第一个问题是，临床医生打算开青霉素吗？回顾这些记录可能会发现，临床医生本打算开红霉素，但分心之后，"不假思索"地从下拉菜单中自动选择了青霉素。这是一个"无意"的错误。

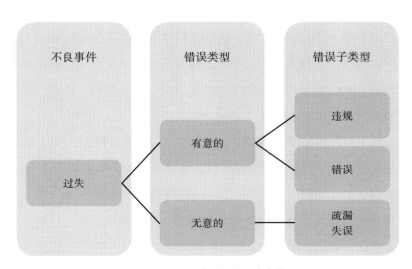

图 10-3　错误子类型：依照瑞森模型

再进一步以青霉素处方错误为例，让我们看看 3 种可能的情况。

1. 病例 1

A 医生询问患者是否对青霉素过敏并记录"是"。他记下来要开红霉素，但反而开了青霉素。

在不良事件调查中，A 医生承认在会诊期间，他们都很忙，想着下一个患者，急于结束会诊。他们不假思索地"自动"开了青霉素，因为在同一个诊所中他们已经好几次这样做了。医生说他们是在机械工作，没有真正思考他们在做什么。

2. 病例 2

B 医生询问患者是否对青霉素过敏并记录"是"。他记下来，患者 30 年前还是孩子时使用青霉素后出现皮疹。

调查期间，B 医生说，尽管有相关病史，但他还是专门选择开青霉素，因为他们认为病史不符合真正的过敏标准。

3. 病例 3

C 医生没有记录患者是否对青霉素过敏，患者的母亲后来证实，C 医生没有询问这一问题。

在调查中，C 医生辩称道，这是他们第一次非工作时间轮班，他们习惯于在已知并记录患者用药史和过敏状况的诊所中工作，如果他们给患者开了一种过敏的药，他们的诊疗电脑就会警告他们。因此，他们没有想到询问有关过敏的问题。

病例 1 中，错误是"无意的"。A 医生不打算开青霉素，但因为分心，A 医生机械工作，犯了无意错误或精神纰漏。错误子类型为无意疏漏。

病例 2 中，错误是"有意的"。尽管有过敏史，B 医生因为错误地认为所提供的过敏史不正确而故意开青霉素。他有意采取这一行动，但却是基于错误的想法。错误子类型为有意过失。

病例 3 中，错误是"有意的"。C 医生故意给药青霉素，但也没有按照标准临床程序询问过敏情况。不遵守标准临床程序是一种"违规"。错误子类型为有意违规。

纰漏和过失相对常见——毕竟，人都会犯错。"违规"不太容易被原谅，当然从医学法律的角度来看，为标准临床实践之外的行为辩护会困难得多。

然而，"违反"标准程序是很多人经常做的事。经验确实允许我们决定什么时候为了方便走"捷径"或权宜之计而忽略一条规则是安全的。从瑞森这里学到的关键教训不是永远不应该"违反"或偏离标准实践，而是要意识到与此类行为相关的风险。瑞森假设，临床医生可能会犯这类人为错误，因为在繁忙的临床实践中，我们"忘记了害怕"❶。

四、丹尼尔·卡尼曼：我们如何思考和做出判断

诺贝尔奖得主丹尼尔·卡尼曼和同事阿莫斯·特维尔斯基为认知心理学领域：研究人类如何思考和做出判断做出了重大贡献。卡尼曼最初的工作帮助我们理解应用于决策的启发式逻辑过程。这反过来又引发了对思维偏差的探索，对某些类型思维模式的固有倾向会扭曲我们的判断。

（一）启发和偏差

当人们思考一个问题并寻求解决方案时，我们使用一种特定的逻辑。这是一种叫作启发式逻辑的捷径系统。我们的大脑不是花大量时间和精力来分析我们面前的所有数据，而是进化到快速搜索和识别模式。我们学会了在没有全部事实和不考虑所有不同角度的情况下得出结论和做出决策。我们对某事做一个"最佳猜测"，并根据这个最佳猜测采取行动。

---

❶ Reason, J, Human Error: models and management，BMJ 2000, 320, pp. 768–770.

启发式逻辑是一种最佳猜测逻辑，它能够使用比计算机基于计算机算法逻辑做出准确决策所需的信息少得多的信息来做出决策。启发式逻辑对动物和人类都是一种进化优势，它对于快速做出可能挽救生命的决定至关重要。问题在于，许多临床决策往往需要一个更周全详尽的方法。快速启发式判断更容易做出，快速决策的倾向会成为习惯。这使我们犯错。特定类型的启发式思维模式在人类中根深蒂固，以至于它们一次又一次出现，明显使我们的思维和判断能力产生偏差。

（二）临床错误的认知模式：3 种偏差

卡尼曼和同事们描述了一系列广泛的认知或思维偏差，但某些类型的偏差似乎在医疗不良事件中特别常见。考虑这个模型，我发现它是一个很有用的构想，可以用来回顾不良事件（图 10-4 ）。它假定临床错误位于 3 种偏差影响的中心。

- 态度。
- 注意。
- 认知（思维过程）。

1. 态度

我们对生活中所做的任何事都有自己的态度。态度为我们与世界的接触定下了基调，态度可能会根据我们当时的感受和与我们个性相关的无意识因素而相差悬殊。作为临床医生，我们常常受到 2 种常见的态度启发式偏差的困扰，锚定和可用性。这些偏差会影响我们对不良事件进展的直观感觉，如果这些偏差不被发现，就很难消除。它们通常不会导致最终的决策错误，但会让临床医生在注意或认知上进一步犯错。

2. 锚定启发

锚定包括对所收到的第一个视觉或语言印象的心理固定。我们都受

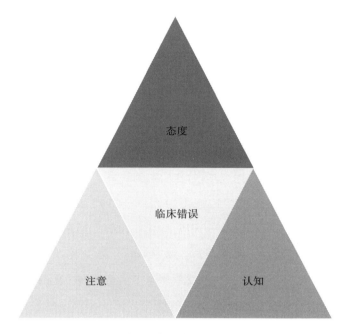

图 10-4　临床不良事件中常见的 3 种认知偏差

制于锚定，一旦被锚定，改变观点是非常困难的。

　　麦克唐纳医生看了一位老年女性患者，她消化不良恶化，咽喉肿痛，最近服用的奥美拉唑也不能缓解。麦克唐纳医生立即将咽喉肿痛与反流性食管炎等同起来。当患者也描述劳累性气短加剧时，他发现难以摆脱最初的想法。麦克唐纳医生增加了患者的奥美拉唑。3h 后患者死亡，尸检显示她心肌梗死发作。

　　麦克唐纳医生后来承认，他仍然专注于胃食管反流病（gastroesophageal reflux disease，GERD）的诊断，尽管有一些线索表明这是急性冠脉综合征的一种非典型表现。

　　通过几项科学研究，卡尼曼证明，任何读者都可以轻易模拟锚定，这可能会误导他们随后的判断。即使提供了明显错误的信息，锚定仍然有可能使接收者的想法向那个方向倾斜。临床上，我们都容易被患者对我们说的第一件事锚定。如果心肌梗死患者说"我胸痛"，相较于说"消化不良"，我们更有可能诊断出急性冠脉综合征。在内心深处，我们都愿意相信。

3. 可用性启发

除了受开场白的影响，我们还会被一种叫作可用性启发或可用性偏差的现象影响。可用性启发包括对容易想到的事实给予过多重视或注意。

以在寄宿学校工作的学校护士为例。一名 15 岁的男孩在周一早上被送到学校护士那里，他前一天晚上睾丸肿痛。男孩夜里疼痛时呕吐 1 次。他告诉女宿管后，服用了对乙酰氨基酚。第二天早上，男孩描述疼痛轻微，看起来并不痛苦。护士立刻想到了精索扭转，但想到的信息是，扭转是一种会引起严重疼痛和痛苦的情况。出于谨慎，她没有给男孩做检查，而是安排他在放学后去诊所看全科医生。

8h 后，医生检查了男孩，发现他的睾丸肿得像一个橘子。1h 后，在手术中发现了严重的精索扭转，切除了无法存活的睾丸。

护士想到了正确的诊断，但她想起了明显的"可用"信息，都是关于剧烈的和极其痛苦的常见表现。护士没有立即想到的信息是，15% 的扭转会表现出非常轻微的疼痛。

4. 注意

态度偏见往往只会让我们失败，它们本身通常不会导致失败。在压力下工作时，人们容易产生注意偏差；换言之，当我们处于压力之下时，很难在不感到不知所措的情况下专注于正在发生的一切。将我们的注意集中到手头的一项具体工作上，或者选择一个狭窄的关注范围，通常是我们熟悉的东西要容易得多。这一过程是一种注意偏差，在医疗实践中，这可能会产生灾难性的后果。

5. 注意偏差：隧道效应和选择性

隧道效应偏差最有名的例子是伊莱恩·布罗米利（Elaine Bromiley）案。伊莱恩在医院做了一个常规手术，但在麻醉诱导后，麻醉师在插管时遇到了困难。由于插管失败，麻醉师所承受的压力不断上升，他完全专注于成功插管的任务，没有意识到他的努力花费了太长时间，应该放弃这个过程。麻醉师的注意力过多地集中在一项任务上，以至于他完全忽略了一个更大、更紧迫的问题，那就是在他努力完成任务期间，患者没有被供氧。不幸的是，伊莱恩再也没有从随后的脑损伤中恢复过来。NHS 要感谢伊莱恩的丈夫马丁（Martin），他是英国航空公司的飞行员，在航空工业的人为因素和不良事件研究方面有专门知识。马丁不仅在调查他妻子死亡悲剧中发挥了积极作用，而且还将这一可怕不良事件的教训分享传播给世界各地的医疗服务机构。

隧道效应和选择性不仅仅影响外科手术，也可能影响任何复杂的多阶段任务。2013 年，在一些发生于新 NHS111 服务中的不良事件中，我发现了这种影响。克洛伊的病例就是一个典型。

克洛伊：当事情变得棘手时，产生隧道效应。

克洛伊是一个 13 岁的女孩。她有一个严重的潜在疾病，肾上腺发育不全，如果她身体不适，需要紧急治疗。

克洛伊从学校回到家，告诉母亲，她感到头晕目眩，视物模糊。

她母亲打电话给 NHS111 服务中心。她没有向健康顾问提及克洛伊的潜在疾病，因为她认为这在"她的档案上"，111 服务部门会知道这一点，并在评估时考虑到它。（虽然有一个系统向 NHS111 警告潜在患者风险，但在这个病例中没有采取这种行动）。按照下面的大纲来做，了解如何将注意力集中在完成任务上，如何坚持使用计算机化评估工具，而不注意全局。

- 健康顾问应答电话，她"锚定"在她面对的是一名 13 岁女孩这一事实上，因此不认为这是一个困难或高风险的患者。

- 母亲提到了模糊的症状：视物模糊和疲劳。母亲听起来并没有特别担心，这进一步坚定了健康顾问的想法，这是一个普通的简单电话。

- 健康顾问发现，选择的第一个 NHS 路径问题集很难完成。她咨询了临床医生，并被建议进一步询问。

- 在她重新开始前，克洛伊的妈妈惊慌地喊道："天哪，怎么回事？帮帮我！"

- 克洛伊短暂昏倒。她很快恢复，健康顾问试图继续评估。可以在背景音中听到克洛伊呕吐的声音。

- 健康顾问决定继续，但将问题集改为呕吐相关。克洛伊和母亲都被问到涵盖一系列可能引发呕吐的情况问题。

- 健康顾问同克洛伊说话，克洛伊的声音低沉，听起来昏昏欲睡，不像是一个 13 岁女孩会有的声音。

- 在被询问的过程中，她呻吟和呕吐得更厉害了，而且似乎有些神志不清。

- 健康顾问对克洛伊说："好的，克洛伊，我会尽快把这些问题和你一起过一遍，这样就能给你提供你需要的帮助。"

- 健康顾问变得"隧道效应"，她完全专注于和克洛伊完成问题集，因为她相信这对于克洛伊来说是最好的获取帮助的方式。

- 111 服务中心健康咨询师接受过培训，能够退出复杂的医疗呼叫，将其转接给临床同事，该健康顾问过于不知所措，未能做到这一点。

- 他们继续进行并完成了评估，最后建议在 2h 内去看医生。

- 通话 30min 后，克洛伊昏倒了。当医护人员赶到时，他们抢救失败，她被当场宣布死亡。

克洛伊患有肾上腺危象，考虑到她昏倒的速度，即便健康顾问做出不同的反应，最终结果也不太可能改变。但此案生动地显示了医疗工作者在问询过程中多么容易变得不知所措，而没有注意到患者身上发生了什么。

首先，出现态度偏差是没有必要的；注意偏差在任何时候都可能出现，但注意偏差更有可能在态度偏差的基础上出现。这种情况下，这是一个简单的例子，因为克洛伊是一个年轻的女孩，她的症状看似无害，只是感到疲倦、头晕、视物模糊。本案中，锚定偏差不仅导致隧道效应。还要注意的是，健康顾问如何未能处理这一事实，她和克洛伊说话时，克洛伊的声音听起来不像一个普通的 13 岁孩子，反而深沉且男性化。这种处理的失败突出了导致个体临床判断错误三要素中的第 3 个要素：认知偏差。

6.认知偏差：快速思维与慢速思维

我们基本的态度偏差可能会导致注意偏差，但也可能只是判断力差的前奏。判断力差并不意味着犯错，毕竟百分之百正确是不可能的。当认知偏差对判断产生不利影响时，判断力就会变差，而基于同样的信息，经过更仔细的思考，可能会做出不同的判断。认知偏差是一种倾向，即在做决定时倾向于走心理捷径。心理学研究表明，存在许多一致的偏差。表 10–2 列出了一些特别影响医疗决策的常见偏差。还有许多其他偏差在心理学课本中很容易被引用，但对于学习来说，重要的是识别偏差的原则，而不是关于究竟哪种偏见在起作用的学术问题。

表10-2 影响医疗决策的常见偏差

认知偏差	定 义	实 例
确认偏差	寻找证据以证实或符合当前情况或评估的倾向。确认偏差限制了准确更新当前情况所需新信息的吸收	麦克唐纳医生认为阿格拉瓦尔夫人患有胃食管反流病（GERD）。他认为她躺下时的症状恶化是反流的证据。他把气短的重要性减到最小化，因为没有证实他最初的假设
赌博概率	这包括就最频繁发生的情况"下赌注"。在诊断不确定时，更容易根据赌博概率加增，而不是花时间更彻底地解决问题	金医生不确定婴儿安娜抽搐的性质，他确信安娜在候诊室的一段时间有所改善。他考虑了儿科转诊，但他没有回顾病史和临床事实，而是想"我不能把每个可能发作的孩子送到儿科。这可能只是一次病毒感染"
期望偏差	一种根据信息来源的预期价值而非其本身价值来衡量其重要性的倾向	非工作时间工作的詹克斯（Jenks）护士接到一个休养所护士的电话，要求医生上门服务。患者脸色苍白，没有反应，血压64/40mmHg。詹克斯护士不想知道为什么没有叫救护车，但她认为养老院的同事一定有充分理由不叫救护车。全科医生到达时，患者处于濒死状态，叫了救护车
结果偏差	一种根据决策结果而非涉及的决策过程来判断其质量的倾向	婴儿本（Ben）去看他的全科医生，被诊断出扁桃体炎。父母得到保证，他会退热。本于30h后死亡。尸检时并没有发现死因，病理学家怀疑是遗传性心律失常。尽管进行了彻底的检查和合理的诊断，本仍然相信，全科医生的会诊出了问题
事后聪明式偏差	一种根据最终结果的证据而不是根据当时可用信息的价值，认为某一决定或行动的结果显见而易见的倾向	婴儿安娜死于脑膜炎。在评估中，她的脉搏频率上升至170次/分。因为安娜脉搏频率升高，金医生应该知道安娜身体有严重不适的重要线索。这种推测是一种事后聪明式认知，在此病例中，脉搏是表明安娜身体不适的重要线索，但我们只是在回顾时才知道。在不知道结果的情况下，单独的脉搏频率升高并不会那么公需。大多数全科医生不会因为一个孩子的脉搏频率升高就收治他，因为我们在回顾中知道它们的重要性。把孤立的线索挑出来并予大它们的重要性，作为一名研究者，试图抗拒它。在回顾时注意这些线索，但并不表明它们的重要性在评估时应该是显而易见的）

154

认知偏差	定 义	实 例
态度认知偏差		
锚定	一种专注于首个语言或视觉线索，并且很难从精神上摆脱它的倾向	阿格拉瓦尔夫人告诉麦克唐纳医生她有消化不良的问题。麦克唐纳医生被"锚定"于证实最初的推测
可用性	一种依靠现成信息或易想到信息的倾向	在腹股沟疝修补术后 2 天，陈先生打电话给全科医生诊所，诉说下腹疼痛和腹泻。休姆（Hulme）刚通到一则通告，通知当地诺如病毒暴发。她对陈先生的症状的第一反应是："哦，可能是诺如病毒——当地病毒暴发。"陈先生实际上有严重的手术并发症
注意认知偏差		
隧道效应 （也可称为：无意盲目、变化盲视和聚焦错觉）	在压力大的情况下，注意力会缩小，可能会集中于完成一项特定任务上。排除任何其他信息的处理。它有助于防止我们被信息淹没，但它也阻止我们吸收新的和通常意想不到的信息。例如，你把注意力集中在一个特定的感知渠道上，只看或只听	尽管患者克洛伊在通话过程中明显病情恶化，一名健康顾问仍试图完成一组计算机辅助的问题
选择性	与隧道效应类似，但可能有更多的心理因素。临床医生可能会因为消极或积极的心理关联而选择关注的信息。例如，选择专注于自身症状，因为在评估应对一种共存心理状态时的无力感或绝望感，或因为对尴尬对面的病症的症状	耶茨（Yates）医生正在接受全科医生培训，由经验丰富的全科医生培训师卡恩医生指导。他们看了一个坐在垫面的年轻男子，他的预约单上写着小便有灼热感，可能是尿路感染。耶茨医生问了他有关尿液样本的问题，然后建议提供尿液样本进行检测。卡恩医生打断，感觉整体情况不对。他问那个男人关于他尿裤档上明显的湿渍："你尿裤子了吗？"年轻人回答说，他一直水来冷却他的生殖器。他表面上的尿路感染实际上是他尿裤档上的尿渍，因为他退烧正在燃烧的生殖器的湿渍，因为他退烧想要冷却的生殖器。那茨医生不敢问患者裤子上的身体症状探查

卡尼曼为我们提供了对这种认知偏差背后心理学的进一步解释。他假设人类利用双重认知过程来解决问题。一个快速的、直觉的、启发式的过程可以称为系统一；另一个缓慢的、逻辑的、有条理的过程可以称为系统二。这 2 种系统都是有效的，取决于具体情况。临床紧急情况管理在很大程度上依赖于半结构化的系统一或快速思维路径。一个复杂的诊断困境显然需要系统二或慢速思维。问题是，系统一或快速思维要容易得多。尤其是当我们很忙、很累，或者只是对日常工作有点厌倦的时候。

我们无法改变人类更容易快速思考这一事实。我们能做的就是认识到这个事实，并思考这在日常工作环境中如何影响我们。我们可以预测和计划认知故障，并尝试增强我们系统的安全性。

五、我们不知道的东西会伤害我们：邓宁 – 克鲁格效应和拉姆斯菲尔德效应

美国康奈尔大学的研究人员发现了一种叫作邓宁 – 克鲁格（Dunning-Kruger）效应的现象。这种观点认为，在特定领域不熟练的人可能会高估自己的表现能力。这种现象不仅仅是缺乏对局限性的认识。研究发现，"不熟练"的人可能不仅没有意识到自己的"不称职"，而且还高估了自己在同一领域的能力。邓宁 – 克鲁格效应的惊人之处在于，我们可能并不知道自己对某些东西未知，但我们可能也相当自信，认为自己知道的足够多，可以继续下去。我们的疏忽水平本应让我们更谨慎时，我们高估了自己的应对能力。

在医学这样一个广泛而迅速发展的领域，陷入无意识不称职的可能性非常高。如果我们不知道自己对某些事情未知，这可能会变得非常危险——如果不是对我们，那一定是对我们的患者。还记得吉卜林医生的

病例吗？他在替代胰岛素时犯错。

吉卜林医生是一位经验丰富的全科医生，不是新手。但他的胰岛素处方知识变得薄弱，这不是因为吉卜林医生懒惰或不称职，而仅仅是因为现代糖尿病管理日益复杂。一些弱点会在一段时间内被暗中发现。我们可能没有意识到我们有弱点，我们不愿意承认自己不熟练，并且还会自我安慰似地高估了自己的能力，但如果我们不认识到自己很容易陷入这种状态，我们就会对自己的错误视而不见，认为自己有足够的能力来处理一种情况，而实际上我们并没有。

也许我们最大的不称职是缺乏对人为因素及它们如何影响护理服务的意识。

第 11 章　人为因素（二）：态势评估和高压环境

在不良事件研究中，态势评估是一个非常有用的概念。它的价值在于，它将人们思考和行动的方式置于他们当时正在做的任务中。从某种意义上说，它结合了技能，规则，知识的程序，以及认知概念和卡尼曼等的认知理论，提供了人类在现实生活中如何开展行为的整体模型。态势评估的概念被应用于航空航天工业的临床研究。美国国家航空航天局在美国提供了许多理论研究来支持我们对态势评估的理解。"态势评估缺失"被认为是许多类型人为错误的基础，从飞行员在空中的错误，到驾驶员在地面上的错误，甚至是医疗保健中的临床错误。

态势评估并不与技能、规则、知识或与认知和注意偏差分离；准确地说，它是这些偏差的结果，正是这些偏差可能导致评估缺失和随后的错误。这些理论方法的价值在于对错误的语境化。

简单来说，态势评估被定义为知道你周围正在发生什么。因此，为了安全，在任何环境下，你必须了解到底发生了什么。态势评估被分为3 个阶段。这与"三个什么"（Three Whats）相对应。

- 发生了什么？
- 这意味着什么？
- 下一步是什么？

在最理想的情况下，态势评估包括这 3 个阶段的连续循环。

- 发生了什么：包括对患者的初步评估、病史、检查等。
- 这意味着什么：现在你要决定这一切意味着什么——诊断是什

么？正在发生的事情有什么意义？

• 下一步是什么：如果没有任何变化，接下来会发生什么？我需要做什么来防止不良后果的发生？

在决定了阶段三的下一步之后，回到第一步并再次询问是至关重要的。发生了什么？有什么改变吗？有新的信息吗？改变是我所期望的吗？我需要修改我的想法吗？

如疲劳、焦虑、注意力分散、厌倦或缺乏任务胜任力等因素可能影响个体保持态势评估的能力，影响我们保持态势评估能力的另一个重要因素是我们思考方式的本质。我们可以通过增强意识和设计护理系统来尽量减少外部影响，从而抵消影响因素。但如果人们不注意思考方式中的偏见，即使是设计得最好的系统也会失灵。

一、在不良事件分析中使用态势评估：增加阶段四

思考态势评估让我们考虑不同人为因素可能影响临床评估的程度，帮助我们设想当时实际发生了什么（表 11-1）。在态势评估中增加阶段四：一个进一步的"什么"问题，"可能出了什么错误？"，这很有用，并且已经在研究和临床表现中被提出。

表 11-1 态势评估

态势评估阶段	人为因素	影 响
阶段一 • 什么？发生了什么	• 知识等级因素 • 未知因素 • 锚定偏差 • 可用性偏差	• 要么你不知道发生了什么，要么你误解了发生了什么。所有随后的判断会被影响。这是一个认知阶段
阶段二 • 这意味着什么 • 到目前为止你所了解的东西有什么意义	• 规则等级因素 • 确认偏差 • 期望偏差 • 隧道效应 • 选择性偏差	• 这个阶段要进行风险分析。公开评估对于确保所有可能需要考虑的风险相关证据都被梳理出来至关重要。这是一个分析阶段

（续表）

态势评估阶段	人为因素	影　响
阶段三 • 下一步是什么 • 有什么风险？应该怎样处理	• 技能等级因素 • 赌博概率	• 把所有东西放在一起，应该会发现正确的风险水平，并采取适当的行动。考虑到这种风险，我需要采取这一行动。这是一个行动阶段
阶段四 • 可能出了什么问题 • 充分评估应该包括对管理计划潜在失败和接下来可能发生什么的思考	• 邓宁－克鲁格效应 • 未知因素 • 技能等级因素 • 赌博概率	• 可以提供什么安全网？什么时候情况会有所改善？可能出了什么问题？什么时候，以及为什么应该寻求进一步的帮助

这是伴随任何有效医疗管理计划而来的最后的安全网检查，认识到我们处理的这些复杂情况并不总是按照我们想象的那样发展。

人为因素分析的困难在于知道如何深入分析。人们似乎可以在任何检查的任何方面找到问题。记住，指导原则是，我们正在寻找可以改善医疗系统的方法，这将改善患者安全。如果这个结果不是很明显，可能是由于你挖得太深或不够深。

二、检验你的理论

确定人为因素包括事后分析。你可能永远无法确定你所确定的事情是否真的发生了。与相关人员一起检验你的理论很重要。原因有二。第一，如果你回去找相关员工，与他们细致探讨你的发现，他们通常能够证实或修改你的想法。"是的，我明白你的意思……""我不这么认为"。我记得不是这样的。更像是这样……这 2 种回答都是有用的。你可以强化自己的理解，修改自己的想法或坚持自己的想法，认为这个员工缺乏洞察力。第二，检验理论很重要，你的报告可能会接受公众审议，对同事来说，对他们进行人性弱点分析并记录在案，而不给他们机会来辩解、澄清或纠正你所写的东西，这是不公平的。他们不需要同意，但他们至少应该知道你认为可能发生了什么。

更多人为因素分析的例子可以在我的网站上找到：www.PatientSafetyInvestigations.com。

三、团队合作

"一个人是会犯错的，但也许一群人没那么容易犯错。"

——阿图尔·葛文德（Atul Gawande），

《清单宣言：如何把事情做好》

（伦敦：轮廓出版社，2011 年）

许多关于医疗保健中临床错误的研究是在二级护理设置中进行的。这可以理解，因为 20 世纪 90 年代，在医疗保健领域引入患者安全倡议的主要驱动力是认识到医院中由于人为失误而可能避免的死亡人数。二级护理中，医生、护士，甚至管理人员都是团队的一部分。在医院环境中，单人实践的空间非常小。因此，调查研究的关键重点一直是探索与二级护理中团队合作相关的因素。在初级保健的不良事件调查中，尝试应用从二级保健学到的原则是非常有趣的。语言是相同的，但社区是一个不同的语境，虽然团队或群体因素的性质相同，但它们在初级保健中的影响方式不同。

虽然团队合作的概念已经被社区医疗保健所接受，但更常见的情况是，专员和有积极性的个人同意自愿合作，而非本身存在一个真正的团队。这可能使调查涉及更广泛"团队"的初级保健不良事件变得非常困难，因为社区团队通常分解为几个独立个体，每个都为不同的组织工作，这些组织有不同的指挥控制结构和策略。例如，全科医生可能与社区护士、姑息医疗护士、社会工作者和心理健康工作者一起工作，也许他们都为同一名患者服务。然而每一位工作者都分别为一个独立组织工作。在医院里在调查案件时可能会面临部门间的政治冲突，但至少可以向最高行政长官提出一个共同目标。在社区中，通过合作来探索人类团队因素可能会困难得多，当然，在不同的提供者群体中进行改变也很困难。尽管如此，这不应阻止人们探索团队或群体因素如何对初级保健的临床不良事件产生影响。记住我们列出的潜在人为因素（表 11-2）。

表 11-2　影响人类工作表现的因素

个体人为因素	团队因素
• 自大、傲慢 • 疲劳 • 注意力分散 • 超负荷 • 自信心 • 思维模式 • 认知偏差 • 态势评估	• 沟通 • 权力梯度 • 不同的思维模式 • 孤岛思维 • 群体思维

团队或群体因素在日常实践中意味着什么？让我们思考上述术语的含义，然后看看这些对临床不良事件有何影响。

四、沟通

在这种情况下，沟通问题在于那些口头或书面沟通的方面——可能发生在临床医生之间或临床医生与团队的非临床成员之间。参考表 11-3。

表 11-3　沟通问题与评价

沟　通	问　题	评　价
类型	• 正式还是非正式	• 正式沟通应该有一个结构——这明显吗？在沟通过程中有遵循该结构吗
方式	• 口头还是书面 • 电话还是面对面	• 是误听吗 • 语气——可能占沟通的 40% • 误解？——口音、音量等 • 肢体语言解读——可能占沟通的 50%
性质	• 患者转诊？转诊有多少步骤 • 是否非临床信息交换	• 转诊是高风险不良事件——信息的准确性会随着每个步骤的进行而降低，因为关键事实或意义的细微差别会丢失
语言	• 是母语吗 • 是技术语言吗	• 如果团队中的一些成员是技术（临床）人员而另一些成员不是，那么语言障碍就会在团队中发生。技术语言就像外语——考虑到两者的流利度、语境和习惯用法

沟通病例研究

预期偏见

　　一位在休养所工作的普通注册护士呼叫当地非工作时间服务中心，要求全科医生为 1 名新住户上门服务。她和电话咨询护士通话。最近入院休养 2 周的 1 名患者昨晚过得很糟糕。她夜间呕吐，看起来汗流浃背，面色苍白。这天早上，她很难被唤醒，再次呕吐，面色苍白。护士进行检查，患者脉搏频率 94 次 / 分，血压 60/40mmHg。非工作时间护士向一辆巡诊车发出紧急上门出诊请求。车里的全科医生被记录的生命体征震惊，碰巧巡诊车在疗养院附近，在接到电话后 10min 就赶到。患者处于濒死状态，叫了救护车。患者在去医院的路上死亡。

　　2 名护士的通话录音可用。在听到 60/40mmHg 的低血压时，非工作时间护士很吃惊，但并没有质疑同事的全科医生出诊要求。在会谈中，该非工作时间护士承认她被这病史吓了一跳，疑惑为什么她的同事没有叫救护车，但她认为，既然她的同事是普通注册护士并且和患者在一起，则其一定有充分理由寻求全科医生帮助而不是呼叫救护车。这是由预期偏见引起的沟通失败。信息的评估和判断是基于其来源（价值期望）而非其内容。当同伴之间或医生/护士和辅助医疗救护人员之间发生关于患者的交流时，预期偏见是常见的。我们通常不愿意质疑同事，并期望他们已经为我们做了思考。当不良事件中涉及同事之间的沟通时，要考虑预期偏见。

技术语言

一名经验丰富的社区高级执业护士在新开设的紧急护理中心检查新生儿。她发现一个婴儿皮肤松软，脸色苍白，心率和呼吸频率加快。她联系了当地医院急诊室的护士长，告诉他们这里有一个的婴儿，情况不太乐观。该婴儿喂养不良，摸起来松软。婴儿的心率和呼吸频率加快，面色苍白。她被要求将婴儿转移到急诊室的儿童轻症区等待评估。该执业护士拒绝，坚持婴儿要立即到有复苏设备的大科室去看病。

然后，该婴儿立即被诊出身体状况急转直下。当天晚些时候，婴儿死于严重的脓毒症。如果婴儿先在轻症区等待评估，那么这一不幸的死亡对婴儿父母来说将是更大的灾难。

回顾不良事件，急诊室人员称他们不熟悉社区高级执业护士可能拥有的经验水平。护士长指出，当医院护士向他们表示对儿童的担忧时，他们总是使用儿科早期预警评分。来自社区护士的叙事性描述向他们表明，护士没有充分评估孩子，紧急程度不明确。

164

技术语言经常被使用，特别是在二级护理设置中，以实现简单明确的风险沟通。不熟悉技术语言规程可能使信息的提供者或接受者处于不利地位。考虑在紧急情况下进行跨组织沟通时出现的技术语言错误。一个组织使用的技术语言是否对其他组织来说是不熟悉的呢？

转诊

一位 74 岁男性的妻子打电话给 NHS 111 服务。她说她丈夫患有前列腺癌，并且已经扩散到脊柱。这已经对他的脊髓造成了一定的压力。她有一张医院的卡片，上面写着她的丈夫有脊髓压迫症的风险，如果他出现新的症状，她可以拨打电话。她说，她的丈夫背部疼痛加剧，双腿无力，今天无法从座位上站起来。

健康顾问写道，这位患者患有前列腺癌，背部疼痛，双腿无力，无法站立。由于妻子的担心，他们把电话转给了护士临床顾问。

护士注意到患者患有前列腺癌，却认为主要忧虑是背痛。他们询问了妻子关于背部疼痛的情况，妻子说她的丈夫坐着的时候很难站起来。妻子没有提到癌症已经扩散到脊柱，也没有重复警告她的丈夫有脊髓压迫症的风险，因为她认为这一点已经被获悉。护士将患者转诊给当地非工作时间全科医生服务中心。标题提示"腰痛，无法从座位上站起来"。

患者的情况被直接传送至一辆巡诊车，要求其上门问诊。这看起来只是单纯的机械性背部疼痛，因此上门全科医生优先考虑了其他患者，几小时后才对患者进行评估，结果发现患者有严重的脊髓压迫症。

> 转诊易受多种类型的沟通失败影响，但信息衰减是一个关键问题。在每个步骤中，病史关键元素可能会从信息传递中被疏忽，导致最终接收方可能被严重误导。时常检查信息交换，确定在护理转诊时传递了什么信息。

五、权力梯度

权力梯度是指在有关患者或服务问题的决策中实际或感知到的权力程度。本质上，它代表了员工觉得自己有能力质疑团队中更高级成员的程度。它也可能存在于临床医生和患者之间，患者怀疑有问题，但感觉无法质疑临床医生的权威。在安全关键的团队环境中，甚至在高水平运动队中的经验表明，非常陡峭的权力梯度是适得其反的——团队中的每一个成员都需要能够在感觉到不对劲的时候说出来。浅的梯度是理想的，但这不应被错认为无梯度。领导者必须能够做出决定并执行，否则就会出现混乱，但他们总是在听到反对声音后才会这么做。

> **权力梯度病例研究**
>
> 一名经验丰富的全科医生应救护人员的要求，上门访问患者。患者被诊断为因尿路感染（urinary tract infection，UTI），他躺在床上，开始使用抗生素。全科医生安排当地强化护理团队的一名护士在当天晚些时候来访，评估护理需求并提供便桶。护士 1h 后到达，给诊所拨回电话，问另一位全科医生是否可以来复查。她描述患者脸色苍白、身体湿冷、呼吸频率升高、脉搏频率 130 次／分、血压 64/42mmHg。全科医生建议，患者似乎快要停搏了，应该叫救护车。护士欣然而感激地同意了"我也这么想，但我不想

叫救护车，因为 × 医生刚来过，我不想反驳他。"

在本病例中，护士不愿质疑 × 医生的权威，即使她知道患者身体极度不适。她希望另一名全科医生可以为她做出决策。

权力梯度往往会在初级或经验不足的员工知道出了问题的情况下阻止他们说出自己的想法。当高级职员和初级职员都参与患者的管理，并且出现不协调的行为时，请考虑这个问题。

六、心理模型

一个表达或诊断会在不同的人身上引发不同的心理画面。不同经历和背景的人对同一术语可能会产生明显不同的心理画面。对母亲来说，用"软软的"来形容婴儿是一回事，因为她可能会把这个词与仅仅是疲惫或"扑通"躺在她怀里的孩子联系在一起；而对一位有管理危重患儿经验的儿科医生来说，则完全是另一回事。但相似的差异也会出现在临床同事之间。这在护理转诊时特别相关。例如，当护理人员打电话给全科医生并转诊一个患者时，他们可能会把患者描述为"身体不适""精神正常""姑息治疗"。护理人员的意思可能与全科医生通过这些术语触发的心理模型有很大不同。潜在差异可能会因认知偏差而加剧（见下文），认知偏差可能会促使人们做出信任他人评论或行动的决定，而这些评论或行动实际上应该受到质疑或澄清。

心理模型病例研究

一名年轻人致电 NHS 111 服务中心，为他的母亲寻求建议和支持。60min 前，她出现了严重的头痛，躺在床上，因为太不舒服而无法起身。遵循 NHS 路径关于头痛症状的问题集，电话接线员问了一个关键的限定问题："你母亲是否觉得脑袋像是被砖头砸了？"年轻人向他的母亲转述了问题："他们问你是不是被砖头砸到头了"。在背景音中可以听到患者呻吟着回答"不"。健康顾问对这个问题选择回答"否"。最终的结果是建议 24h 内去看全科医生。如果问题答案为"是"，那么救护车就会被呼叫。第二天患者看了全科医生，立即被送往医院，被诊断出蛛网膜下腔出血。

对于大脑动脉瘤破裂，临床医生有一个非常具体的心理模型，它会引发典型的暴发性头痛。被砖头击中头部的问题是由一名临床医生提出的，目的是唤起蛛网膜下腔出血的典型发病史。没有脑出血的心理模型，健康顾问没有意识到患者儿子对问题误解的重要性，也没有澄清头痛病史的关键因素——它的暴发性发作。

当来自培训或经验有显著差异的团队或小组的成员一起工作时，不同的心理模型会变得显著。

七、筒仓式思维

大多数服务行业通过分立的服务团队提供服务，医疗保健行业也不例外。全科诊所是一个筒仓，个体诊所也是，个体全科医生也是。急症医院服务、门诊诊所、非工作时间服务、111 服务中心、免预约中心和药房——所有这些都代表着一个不同的潜在筒仓。个体患者通过转诊或自我选择进出不同的筒仓，每个筒仓将了解到目前为止其他筒仓如何管理患者。在一个理想的世界里，不同的筒仓都会认识到，它们只是一个更大系统中相互关联的部分，而这个系统的核心是患者利益。合作和支持才是最重要的，这一切都是为了给患者提供最好的服务。当然，通常是这样的。但在面临压力的时候，我们有一种倾向，即撤退到自己的筒仓中，严阵以待。来自同事的转诊成了一种负担，而自我转诊的患者只是突出了其他部门的不足之处，而这些部门本应该更好地处理患者的问题。筒仓思维确实在医疗保健中存在，当涉及与同事的沟通时，它会使人们产生偏见。当 2 种不同的服务就一位患者进行了沟通或错误沟通时，要考虑筒仓思维。任何沟通失败都应该引起思考，对另一个服务功能的偏见或误解是否可能是一个因素。

筒仓式思维病例研究

　　一名 42 岁男性的妻子呼叫 111。她丈夫 36h 前得了类似流行性感冒。这个社区有很多流行性感冒患者。他头痛得厉害，脖子僵硬，还呕吐，情况越来越差。健康顾问完成 NHS 头痛评估，得出救护车紧急处理的结果。NHS 路径无法排除脑膜炎作为症状起因。在救护车控制诊所服务台，考虑到患者年龄，决定重新评估呼叫。在检查症状后，判定该男子患有流行性感冒。呼叫从救护车服务转至当地全科医生非工作时间服务。6h 后，一名忙碌的全科医生上门访问，发现患者已经奄奄一息，于是叫了救护车。当晚，患者死于脑膜炎。

　　例如，期望偏差和确认偏差的认知偏差在护理人员对症状的评估中很明显，但此案的核心在于筒仓思维，由于对 111 处置准确性缺乏信心，过度紧张的救护服务临床人员被鼓励重新评估 111 服务所产生的紧急处置措施。一个筒仓不相信另一个筒仓的判断。

八、群体思维

团队和小组会通过设计或默认发展一种文化和精神。经常在团队中工作的个体往往会接受这个团队的文化和思维过程。另一方面，一群人第一次聚在一起可能很快就会达到一种状态，在这种状态下，他们集体的思维和行为方式不符合该群体中许多人的标准。出于合理化，个人可能会做出与他们通常所想所做相反的决定或行为，例如，"好吧，我们在这里就是这么做的""我不确定，我只是随大流"。行为或思考的"选择"，甚至可能不是有意识的决定。鼓励群体思维是在团队中建立顺应力和优秀文化的一种很好的方式，但这需要有意识和持续的努力来维持。群体思维受回归均值现象的影响，在群体内主导人格类型的影响下，群体思维会变得消极。当一个团队或一群人以一种消极的或与预期相反的方式一起行动时，要考虑一下群体思维。

群体思维病例研究

周一 6:30，一名 18 月龄的孩子的母亲与非工作时间的全科医生交谈。她要求对她的孩子上门问诊。她说她的孩子整夜咳嗽，严重气短。医生告诉这位母亲，非工作时间服务不能为儿童上门问诊，因为这在临床上不合适。一场激烈的争论随之而来——母亲说她没有车，也没有钱打车，而全科医生说，非工作时间服务规定不能上门问诊儿童。这次问诊不欢而散。母亲打电话叫救护车。这名儿童被发现有严重的呼吸窘迫综合征，并在送往医院时呼吸停止，幸运的是，医护人员成功使其复苏。非工作时间服务中心随后收到了投诉信。

非工作时间服务的管理者对全科医生坚持认为该服务有拒绝探视儿童的政策感到困惑，因为这种政策并不存在。与当事全科医生及其他临床和行政同事的讨论揭示了一个普遍的看法，即该服务的政策是只探视年事已高患者或病危患者。指导意见认为，上门问诊最好是为居家老年患者保留，但最终决定应基于临床价值，这已演变成一种群体观点，即存在不探视儿童的政策，这使临床医生免于为自己的决定负责。

一旦你充分考虑了促成因素，包括探索患者因素和通过人为因素分析增强学习的潜力，你需要确定哪一个促成因素对最终结果的影响最大。这是根本原因，也是下一章的主题。

第 12 章　根本原因

对最终不良结果具有显著影响的促成因素是不良事件发生的根本原因。

如前文所述，在医疗保健中使用根本原因分析存在一个缺陷，特别是在我们试图确定临床不良事件的根本原因时，尤为明显。在医学的许多领域中，有一个重要的可变因素使识别根本原因困难重重。这个变量就是患者因素。

我们要记住，根本原因分析是为帮助解决汽车和航空工业中的问题而开发的一种工具，我们刚刚将其应用于医疗保健领域。根本原因分析适用的调查对象是过程预期无缺陷的不良事件。众所周知，一系列部件经过组装应该能生产出一辆正常工作的交通工具，例如，一架从伦敦起飞并抵达纽约的飞机。无论何事何物，都不应该出现任何错误，如果出现错误，则可能是源于支持基础设施（人或系统）的相关流程出现错误。后来，在医疗保健领域逐渐发展为治疗患者的流程。可悲的是，尽管我们尽力而为，但患者还是会遭受伤害甚至死亡。这是病理过程的本质。因此，识别医疗不良事件的根本原因所面临的挑战在于，我们是否可以将病理原因与过程错误分开。临床医生和患者之间的接触很大程度上都是在某种错误或偏离政策协议或指南的情况下进行的，而这里的偏离是护理递送中的过错或疏忽问题。但是，这种过错或疏忽，以及导致其发生的因素是否对最终的不良后果有任何影响呢？患者是否会受到伤害或死亡？

当我们确认某一过错或疏忽潜藏着导致伤害的可能性时，我们就更难确定该过错或疏忽是导致不良事件的全部原因，或者仅是部分原因。

然而对于一些不良事件来说，答案清晰可辨，有迹可循。例如，一个患者服用了错误的药物，并由于药物治疗而死亡，或者在手术中切错了腿，或者将纱布留在腹腔内。但如果是脑膜炎漏诊怎么办？心脏病漏诊呢？这些都是导致患者的死亡的疾病。谁能说即使医生做出了正确的诊断，最终的结果会不一样呢？当我们确定护理或服务交互问题的促成因素并将其中之一指定为根本原因时，就会出现重大问题，然而结果却意识到那可能只是护理交互问题或初始错误的根本原因，它本身并不会必然导致患者遭受的最终结果。

护理交互问题是否可能导致患者最终不良结果的问题从一开始就很明显，但在许多情况下并非如此。在调查开始时过多地考虑这个问题可能会使分析产生偏差，因此，在完成调查之前应把该问题放在一边。在考虑到不良事件的促成因素时，尤其是在考虑到患者因素时，需要重新考虑护理交互问题。

一、如何解决根本原因问题

识别根本原因有 2 个阶段。第一阶段是提问。

- 从概率来看，最可能对患者造成伤害的因素如下。
  - 识别的护理 / 服务交互问题（我们做错了什么）。
  - 患者因素（患者的基本情况或行为）。

第二阶段是进一步提问。

- 在护理 / 服务交互问题中，哪一个最重要？

你应该提醒自己不良事件是什么，特别是患者遭受了什么样的伤害。要精准——准确很重要。有时疾病的症状是明显的，但如果存在潜在疾病，也许该疾病的确切性质并不明显。例如，当出现漏诊或延误诊断时（见后文），问题可能不是疾病本身造成的明显后果，而是由于延误诊断而可能出现的并发症或病情恶化的后果。一旦你确信已经将"伤害"分类，你就需要确定这是你的服务（护理提供问题或服务提供问题）造成的，还是主要是疾病本身的自然结果？

（一）护理交互问题或患者因素：挡光板和根本原因概率矩阵

许多不良事件的主要原因是显而易见的。如果一个巨大的挡光板在你面前，不要对它熟视无睹。从来不发生不良事件是挡光板性质的成因，是不应被忽视的、显而易见的因素。如果你错误截肢了一个患缺血足的糖尿病患者的腿，那么根本原因在于与你的服务行为相关的因素，而与患者的潜在状况无关。如果对青霉素过敏的患者服用青霉素并因过敏反应而死亡，那么致病因素将来自临床团队的行为，而不是因为患者有潜在的青霉素过敏症状。这些都是挡光板性质的成因，很明显，这属于护理交互问题导致伤害的范畴。导致护理交互问题发生影响最大的促成因素就是根本因素。

然而，在许多不良事件中，情况其实并不明朗。在这种情况下，以下的根本原因概率矩阵可能会有所帮助。该工具是一种评估患者潜在状况对最终结果的潜在影响的方法。它旨在指出哪些患者因素可能是非常重要的潜在根本原因，而不是可能已经发生的任何护理或服务交互问题。矩阵上的高分表明，根本原因很可能是患者因素，而不是与任何护理或服务交互问题相关的促成因素。当不良事件涉及漏诊、不适当的诊断或对特定条件的不适当的管理决定时，考虑使用该工具。

（二）根本原因概率矩阵：患者因素

- 第 1 步：对患者潜在患病的流行率进行评分，1= 非常常见，5= 非常罕见（如有可能，使用标准化的全国流行率数据）。
- 第 2 步：根据呈现的症状和体征的典型程度对呈现的状况进行评

分。1= 非常典型，5= 非常特别（将病例证据与标准化的英国国家参考源进行比较。这有点主观。运用团队智慧帮助解决疑难案件，从而避免偏见）。

呈现症状	流行率				
	1	2	3	4	5
	2	4	6	8	10
	3	6	9	12	15
	4	8	12	16	20
	5	10	15	20	25

当考虑主要症状时，通常会被描述为有典型的症状或非典型变异。这种描述良好的变异症状不应被视为非同寻常。例如，急性冠脉综合征通常表现为涉及下颌或左臂的挤压性中央胸痛。然而，一位称职的临床医生应该知道，在老年人和糖尿病患者中，这种表现可能并不典型。糖尿病患者如果出现出汗和呕吐，仅有轻微的胸部不适，则应被怀疑为急性冠脉综合征。在这种情况下，即使呈现的症状不是典型的，呈现状况分数也应< 5。评分解读指南见表 12-1。

表 12-1　评分解读指南

评　分	解　读
1～4	这种情况下，潜在条件是常见的，或者即使潜在条件是罕见的，但症状是典型的，那么任何意想不到的不良后果很可能是护理或服务交互问题的结果，而不是潜在条件
5～12	这种情况下，潜在条件不常见或呈现的症状不典型，因果关系可能很难确定。考虑"原因 vs. 机制"（见下文）。考虑包括患者因素的联合根本原因和具有相同因果作用的护理交互问题和服务交互问题
15～25	这种情况下，潜在条件非常罕见，表现不典型或非常不典型，那么致病因素可能就是患者因素——换言之，潜在条件的复杂性可能是最终不良后果的主要根本原因

根本原因概率矩阵基本上是一个逻辑过程的形式化，许多调查人员会在评估重大不良事件的可能原因时使用。它仅用于指导，而某些元素需要主观判断，使用该工具有助于演示如何解决问题。它可以促进决策的一致性，并且还可以为决策提供支持和根据。

（三）根本原因概率矩阵：任务 / 系统与人为因素

该矩阵还可用于审查涉及临床医生或行政工作人员在标准程序方面出错的护理或服务交互问题的不良事件，如用药错误、手术 / 麻醉错误或方案完成错误。后者包括在电话呼叫中心使用计算机辅助临床决策辅助工具时出现的错误，如英国国家卫生服务、救护车或非工作时间服务。后者包括在电话呼叫中心使用计算机辅助临床决策辅助工具时出现的错误，如英国国家卫生服务、救护车或非工作时间服务。在这种情况下，可能很难确定人为因素或任务 / 系统因素是否更有可能是根本原因。可以通过修改相同的概率矩阵来确定所识别的系统或任务因素是否可能比人为因素更重要，然后作为最终根本原因。在这种情况下，我们根据任务或系统的复杂性来评估其新颖性，从而得出指导分数。

任务或系统 复杂性	任务或系统新颖性				
	1	2	3	4	5
	2	4	6	8	10
	3	6	9	12	15
	4	8	12	16	20
	5	10	15	20	25

1. 分数（表 12-2）

- 第 1 步：对任务或系统的新颖性进行评分，1= 非常频繁地使用或非常完善的工具，5= 很少使用或新工具（相关人员可能每天或每周频繁使用该工具、系统或执行该任务）。

- 第 2 步：为任务或系统打分，以了解复杂性——它有多容易做到？ 1= 非常简单，5= 非常复杂和困难（有多个相互依赖的阶段，高度依赖于"完美"的表现）。

任务新颖性包括使用英国国家健康服务路径等相对较新的工具。它还可能包括使用新设计的医疗方案或流程。

要区分新设计的任务和可能已经很完善但特定的临床医生不熟悉的任务。如果临床医生试图做一些他们没有足够经验的事情，那么问题之一就是什么原因迫使了他们这样做。邓宁－克鲁格效应——高估自己的能力？还是强迫员工承担风险的服务设计？

表 12-2　评分解读

评　分	解　读
1～4	这种情况下，基本任务是常见的，系统设计良好，临床医生受过良好的培训，那么即使任务相对复杂，任何意外的不良结果都可能是人为因素造成的，而不是任务或系统本身
5～12	这种情况下，基本任务是不熟悉的或新的，并且任务中等复杂，可能很难从任务因素中分离出人为因素
15～25	这种情况下，基本任务非常新颖，而且也很复杂或难以准确执行，即使也确定了人为因素，但关键的因果因素很可能与任务或系统本身有关，而不是与所涉及的个人有关。原则是不要因为在无法控制的、非常困难的环境中驾驶而导致了人为错误来责怪驾驶者。这些病例应该让我们考虑到任务或系统的设计是否是最优的。我们能让驾驶者（和乘客）更安全吗？

下面提供一些病例来说明如何使用这些工具来帮助确定可能的根本原因。请记住，我们正在解释已经确定的促成因素的影响。

2. 婴儿安娜：误诊

如前文所述，小安娜不幸死于脑膜炎。验尸结果显示，死因是肺炎球菌性脑膜炎。她在金医生面前有"抽搐"和发热的症状出现，但没有明确的脑膜炎迹象。

- 流行率：脑膜炎很少出现，肺炎球菌性脑膜炎比脑膜炎球菌性脑膜炎更少见。我们至少得打 4 分。
- 呈现症状：安娜没有明确的迹象或症状提示脑膜炎，表现为所谓的前驱期。同样，4～5 分也是合理的。

这就得到了 16～20 分的概率分数。这个高分表明安娜的潜在症状非常严重，很可能是这个患者的根本原因。

3. 麦克唐纳医生：误诊

阿格拉瓦尔夫人向麦克唐纳医生描述了急性冠脉综合征的症状。麦克唐纳医生为阿格拉瓦尔夫人诊断为消化不良，3h 后死于心搏骤停。

- 流行率：急性冠脉综合征是阿格拉瓦尔夫人年龄段患者的一种非常普遍的疾病。这应该打 1～2 分。
- 呈现症状：表现症状为烧灼性咽痛，这是非典型的急性冠脉综合征。然而，据记载，包括咽喉肿痛的非典型表现常发生在老年人身上。麦克唐纳医生这样有经验的临床医生应该知道这一点。2～3 分似乎是合理的。

这给出了 2～6 分的概率分数。这个低分数表明，根本原因可能是导致麦克唐纳医生未能做出正确诊断的促成因素，而不是阿格拉瓦尔夫人的潜在症状。

4. 吉卜林医生：任务因素与人为因素

吉卜林医生被要求给一个新患者开胰岛素。他不得不用一种胰岛素替代另一种。他选错了药，开了 2 种不相容的胰岛素。

- 任务的新颖性：胰岛素处方很常见，但用一种胰岛素替代另一种胰岛素的情况不那么普遍，尤其是在初级保健中。3～4 分似乎是合理的。

- 任务的复杂性：多种胰岛素类型，不同的作用方式和混乱的命名法，加上需要寻找一种在英国没有的胰岛素替代品，使得任务相当复杂。分数为 4～5 分。

这提供了在 12～20 分的概率分数。像这样的高分表明根本原因可能在于任务或系统复杂性，而不是人为因素，即使这些可能是有用的经验要点。

5. 克洛伊：任务因素与人为因素

克洛伊向英国国家医疗服务系统 111 电话评估处说明症状。她没有坦白复杂且高风险的潜在症状，他们也没有注意到她复杂且不断发展的症状的重要性。她在电话后 30min 就去世了。在这种情况下，患者因素是最重要的因素，但在通话期间，由于认知偏差，非临床健康顾问显然失去了对通话的控制，因为她过度注重于完成任务，只是回答了所有计算机提示的问题 。然而，这其中有多少是人为因素造成的，又有多少是她被要求完成的任务造成的？这仅仅是驾驶者的失误，还是驾驶者所在旅途过于艰难呢？

- 任务新颖性：英国国民医疗服务路径工具是一个相对较新的工具，但它已经通过广泛的"道路测试"，然而这只是几年前的事。3 分应该是合理的。

- 任务复杂性：路径要求驾驶者即健康顾问，选择正确的问题集来提问，能够探究答案，并在问题出现时识别复杂性。服务运营商希望健康顾问能够在不扩大到需要临床同事或救护车的情况下完成大多数患者。工具的复杂性实际上与所讨论的病例的复杂性成正比。

对于简单的病例，该工具的使用相对简单，而对于复杂的病例，该任务对于健康顾问来说变得更加困难。这个案件中 4 分似乎是合理的。

12 分的中等分值，表明任务因素和人为因素都与本例有关。

（事实上，这个病例是一系列病例之一，这些病例明确表明，英国国民医疗 111 等系统中人为因素和任务因素的相互作用对患者安全有重大影响。英国国家医疗服务系统已经接受了这一不良事件调查和其他不良事件调查的建议，以通过正式的学术研究更深入地探讨这一问题）。

6. 备选策略

在决策仍然困难的情况下，备选策略有助于考虑危害的原因和机制。这可以是一个独立的过程，也可以作为一个附加过程来检查或合并已经做出的决策。

（四）护理交互问题或患者因素：原因和机制

如果挡光板方法没有帮助，或者你认为用进一步的证据巩固你的分析很重要，那么考虑死亡或受伤的原因和机制可能会非常有帮助。这可能涉及解释验尸或临床记录中的证据。确切的答案可能不存在，一些"字里行间的阅读"对于推断可能发生了什么是必要的。这可能超出了研究者的专业知识范围，在这种情况下，向高级临床同事寻求建议是很重要的。这种类型的分析确实需要法医类型的评估，而且并非所有的临床医生都擅长，因此，如果需要寻求帮助，不要认为任何有经验的临床医生都会这样做。如果到目前为止你在调查过程中还有某些事实并未确认，你可能需要收集更多的信息。死亡后，死亡原因医学证明或验尸报告会非常有用，因为该文件将列出死亡的原因和机制。您可能需要查阅医院记录或全科医生记录，或者征求患者或其代表的意见。

1. 原因和机制

- 死亡或受伤的原因是导致死亡或伤害的疾病或伤害。
- 其机制是引起死亡或伤害的生理紊乱。

例如，脑膜炎可能是死亡原因，但其机制可能是感染性休克伴多器官功能衰竭。心肌梗死可能是死亡的原因，但其机制可能是心搏骤停或充血性心力衰竭。

注意这一机制的原因是，这可能会为您提供证据，可以暗示或免除护理或服务交互问题作为潜在的致病因素。想想劳伦（Lauren）和本的例子。

病例概要

• 劳伦

劳伦是一名 11 岁的女孩，她在周五早上向她的全科医生描述她的症状是右下腹痛和 2 次稀便。检查时她无发热，腹部检查显示深部触诊有轻度压痛，无反跳痛。她被诊断为胃肠炎。周五晚上，劳伦的父母带她去看一个非工作时间服务的家庭医生。劳伦的腹痛更严重，她的腹泻没有进一步加重，但她现在有排尿困难。检查时，她的体温为 38.2℃，腹部检查显示她的下腹和右髂窝有压痛，无反跳痛。尿检显示有白细胞和红细胞。诊断为尿路感染，并开始使用甲氧苄啶。周六晚上，由于劳伦的疼痛越来越严重，她的父母回到了非工作时间的服务中心。检查时体温 38.8℃，脉搏 120 次 / 分，右髂窝有明显压痛。她被转诊给外科医生，诊断为阑尾炎。她在那天晚上做了手术，发现阑尾穿孔并伴有局限性腹膜炎。事发 4 个月后，劳伦又因被认为是粘连引起的腹痛入院 2 次。

调查表明，在第一次评估中，在较小程度上；在第二次评估中，是在更大程度上，没有对症状和体征进行充分的探索，错过了考虑诊断为阑尾炎的机会。

• 婴儿本

2 岁的本被带去看他的家庭医生，他发热和莫名不适持续了 12h。他的父母担心本的体温＞ 40℃。他喝水还可以，但不吃东西，昏昏欲睡。检查时体温 40.1℃，脉搏 140 次 / 分，无皮疹或脑膜炎，扁桃体肿大，呈红色。医生诊断 Ben 为扁桃体炎，开了青霉素。第二天早上，本似乎好了一点，但晚上又变得昏昏欲睡。第三天早上，本的父亲发现他在床上去世了。

验尸没有发现死亡原因。

一项调查表明，笔记和安全表格的建议是不合适的，但总体管理是合理的，死亡是无法预见的。

---

2. 原因 vs. 机制

在劳伦的病例中，患者所遭受的伤害不是因为阑尾炎，而是由于阑尾穿孔引起的并发症。虽然阑尾穿孔是病因，但其机制在这种情况下很重要，因为我们知道穿孔和随后出现的并发症都与诊断时间和手术时间有关。造成伤害的不是穿孔本身，而是"穿孔"的阑尾对周围组织造成伤害的时间。该机制表明，未能做出正确的诊断是造成本案伤害的一个重要因素。换言之，在这种情况下，根本原因最有可能是护理交互问题，而不是潜在的患者症状。

在婴儿本的病例中，验尸无法确定死因。没有证据表明患有严重败血症、多器官功能衰竭和抗生素过敏反应。然而，一个微妙的线索出现了。病理学家注意到了非常轻微的肺水肿，这表明死亡的机制可能是突发性心脏事件。病理学家怀疑本患有突发性心律失常，可能是由于遗传性心脏传导异常，如长 QT 间期综合征。在没有进一步证据的情况下，这不能被认为是死亡原因。但如果没有确切的死亡原因的话，PM 报告确实包含了证据从而表明了一种机制。这种机制的证据表明，尽管在医生的评估中指出了护理提供问题，但这些问题不会对最终结果产生影响。在这种情况下，根本原因是患者潜在的身体状态。

二、确定根本原因

最终决定哪一个促成因素为根本原因是最重要的，因此，根本原因以单一形式存在，同时，也往往是由首席研究员和团队做出的平衡的判断。要明确这样的做法是完全合理的，因为我们需要记住，根本原因分析是以学习为目的。根本原因分析不是一种司法调查，证据和判断的标准是合理的概率标准；我们不是在寻找证据来做出超越合理怀疑的判断。正是因为这个原因，我把重点放在能够表现如何在调查中做出决定。

混合原因和患者因素

如果没有确定单个根本原因，或者认为患者的潜在状况仍然是最终不良后果的主要根本原因，则有必要通过提供支持该观点的叙述来证明这一点。和往常一样，这应该是基于证据的叙述。如果患者因素是最重要的因素，应侧重解释为什么这是最有可能的调查结果。使用根本原因概率矩阵将有助于构建叙述，因为在矩阵上得出分数所做的分析将为根本原因叙述提供基础。涉及克洛伊的 NHS 111 病例就是一个例子，即使其中也涉及重要的人为和任务因素，但其中患者复杂的潜在症状可能是根本原因。在报告中，可以通过以下叙述来表达。

我们能找出根本原因吗

在这种情况下，我们知道患者在与服务机构联系 30min 后不幸死亡。如果在 111 服务范围内成功地处理了这个患者，最好的结果可能是 8min 的救护车调度。然而，由于患者并未立即处于虚脱状态，因此有可能出现 20min 的结果、救护车紧急治疗和转移。假设 8min 的反应就是这样的结果，我们可以估计，上述故障可能使救护车的到达延迟了 30~40min。作者的专业知识无法确定这种延迟是否对防止悲剧性结果产生重大影响，但患者显然非常不适，无论如何都可能死于疾病。

权衡概率以后，作者会得出结论，死因是患者的潜在健康状况——急性严重的肾上腺危象，在肾上腺发育不全的患者中迅速出现。

根本原因

患者因素：潜在疾病的复杂性——急性严重肾上腺危象。

这只是如何制订决策的一个例子。即使人们不同意这个逻辑，但至少可以看到调查者是如何得出结论的，这对于确保报告的公开性和真实性是很重要的。

第 15 章提供了一个更深层次的叙述示例，解释了患者因素是最终根本原因的病例，其中进一步探讨了报告撰写的艺术。

一旦确定了根本原因，您就需要考虑从病例中学习。学习的内容包括你是否认为案件继续达到向英国国民保健服务局或其他监管机构报告的门槛（假设你已经提前上报该案件代表了需要调查的严重不良事件）。这些问题将在下一章展开讨论。

第 13 章　经验和建议

尽管越来越多的人意识到根本原因分析过程在调查医疗领域临床不良事件中的重要性，但是能够识别和实施提高患者安全性的建议仍然是一个难以实现的目标。

如果您不能识别经验并提出建议以减少再次发生相同或类似不良事件的可能性，那么对于根本原因的促成因素的简要分析将没有什么价值。同样重要的是，有能力确保你的建议得到执行并产生影响。

在本章中，我们将探讨以下几个方面。

- 如何从临床不良事件中发现经验。

- 如何识别和提出建议。

从根本原因分析调查的过程中发现经验很容易，但很多人还是会弄错。

一、3 个常见错误

在识别经验方面有 3 个常见的错误。

- 发现和不良事件无关的经验。

- 将经验与建议混为一谈。

- 陈述显而易见的事实。

（一）发现与不良事件无关的经验

考虑下面的例子。

- 一名代班医生在 1 周工作 70h 后过度疲劳，导致给药错误。医生错误地计算了一个姑息治疗患者的吗啡剂量，导致患者突然呼吸停止。
  - 经验：任用代班医生有风险。
  - 错误：风险在于，医生在疲惫的状态下进行至关重要的、关乎患者生命安全的计算，医生通过机构受雇的事实是无关紧要的。
- 一名婴儿在全科医生评估后 24h 死于肺炎相关的呼吸衰竭。医生没有记录任何生命体征，也没有脉动式血氧饱和度仪。
  - 经验：临床工作人员对肺炎症状缺乏认识。
  - 错误：在这种情况下，风险似乎在于个别临床医生，他们的检查（至少他们的记录）似乎存在问题。根据一名工作人员的行为，没有证据表明整个服务部门不了解肺炎。
- 在送往医院的车上，一名婴儿因呼吸衰竭晕倒，脑部受伤。第二天早上，一个全科医生看了孩子的情况，并把孩子转到了急诊室，但允许父母在没有查询如何到达医院的情况下将孩子转到医院。在全科医生会诊时，实习护士在场，她知道这家人没有汽车，必须乘坐公交车，但由于全科医生是该诊所的资深合伙人，所以她不愿说出来。她觉得当时要是说了什么就好了。
  - 经验：所有呼吸困难的婴儿都应该由救护车送到医院。
  - 错误：你不能从这一个病例外推到所有的婴儿。在这种情况下，人为因素（权力差距）使护士没有说话。经验应该是关于人为因素如何影响临床决策。

在病例 1 中，调查人员将 2 个问题混为一谈，长时间工作导致疲劳和为一家机构工作。2 个不良事件的关联性强弱模棱两可，难以区分，唯一与该不良事件直接相关的是与长时间工作有关的疲劳，这是总结经验的重点。

在病例 2 中，调查人员将一个病例中产生的假设扩大到整个服务中。

整个服务很可能缺乏对儿童肺炎症状的认识，但这一点在本例中并不明显。除非你能证明其合理性，否则不要从个人行为上升到整个服务的行为。

在病例 3 中，经验缺乏准确性。单个病例不太可能成为一项关于将儿童转移到医院的新协议的理由，尽管它可能引发对这个问题的审查。原因似乎是全科医生未能很好地判断情况，以及由于职位之间的差距而导致的交流障碍——护士不想在上级面前表达自己的想法。这种类型的经验可能对全科医生和业务活动都有用。

（二）将经验与建议混为一谈

> **重要提示**
>
> 　　坚持流程，遵循概述的流程，经验和建议不会混淆。

由于不遵守流程，经验与建议会混淆。这个流程就是思考你获得的经验，然后再考虑建议。进行这个流程是缓慢而深思熟虑的工作，我们倾向于向前迈进。当我们思考经验的时候，会本能地寻找解决方案。这种解决办法往往考虑不周，因为经验在一开始就没有得到澄清。

包含"应该"和"必须"的经验要点更有可能是建议而不是经验。

* 所有工作人员都应了解肺炎的症状。
* 临床工作人员在为儿童做检查时必须记录生命体征。

这样的陈述是对行为的建议，而不是经验。有关如何简化流程并确保经验和有意义的建议（见下文）。

（三）陈述显而易见的事实

陈述显而易见的事实类似于简单地重复护理或服务交互问题作为经验要点。经验简直变成了"坏事发生的可能性"的代名词。这可能是真的，但几乎没什么用。在上述病例 1 中，另一个经验要点可能如下。

- 经验：临床医生疲劳可能导致临床错误。

- 这可能是真的，但这个学习点不足以引起重视。我们需要更加精确。我们已经知道疲劳会导致错误。在这个病例中，我们可以通过更精确地识别风险来提高经验的价值。

- 经验：过度疲劳会降低处理高危药物时计算剂量的能力，从而产生重大风险。

精确度很重要，因为在现实中，一个疲惫的临床医生可能没有休息的选择——他们可能不得不继续工作。在这种情况下，当必须对高风险药物进行计算时，知道疲劳会产生特别显著的风险，这将迫使临床医生完善他们的做法。他们可能会有意要求同事对自己的计算进行双重检查，甚至在不必要的情况下推迟某些任务，因为他们知道这些任务是高风险的。学会精确对于提出更加优秀的建议来说非常重要。

二、从临床不良事件中发现经验：简单的方法

总结经验很简单，但在根本原因分析报告中经常做得很糟糕。重要的是经验直接来自相关不良事件，为了得到更好的经验建议，应该试着遵循一个简单的公式：经验 = 反向的促成因素。

考虑图 13-1 中根本原因分析调查的逻辑进展。

现在反过来考虑这个问题，见图 13-2。

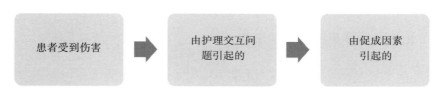

图 13-1　根本原因分析调查的逻辑进展

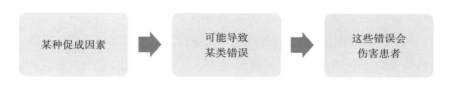

图 13-2　反向考虑根本原因

　　请记住，调查过程旨在吸取经验，因此经验包含在过程本身中。您无须在流程之外寻找经验。因此，最重要的是，经验将通过逆转根本原因来确定。例如，史密斯先生因为咽痛去看全科医生，被诊断为扁桃体炎。全科医生本打算开青霉素 500mg，每日 4 次，但却开出了青霉素胺 500mg，每日 1 次的处方。幸运的是，这个错误被药剂师发现，这起不良事件是一次"未遂不良事件"，实际没有发生伤害。调查揭示了 3 个关键的促成因素，包括诊所繁忙和人为因素，如技能水平错误或精神错乱，导致全科医生失误的根本原因或主要促成因素是全科医生电脑屏幕下拉菜单上连续列出的青霉素和青霉胺。鼠标"滑动"很容易导致处方错误。这类风险在医学界得到越来越多的认识，这是由于所谓的"看起来相像、听起来相似"药物。在这种情况下，全科医生使用的 IT 系统有效地控制了一个定时炸弹（潜在风险），只是等待一时的疏忽让错误发生这种类型的因素被称为设备因素，它与 IT 系统的完整性有关。也就是内置合理的故障保护系统的程度。因此，调查过程将得出图 13-3。

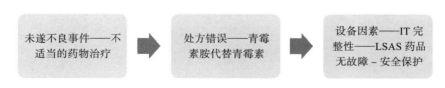

图 13-3　"未遂不良事件"

如果我们颠倒这一逻辑，我们将从不良事件中找出关键经验（图13-4）。您可以将此逻辑过程应用于调查中确定的所有促成因素，以确保获得最大限度的经验。然而清晰而简洁地描述和表达经验的内容往往很困难。让我们来看几个例子。

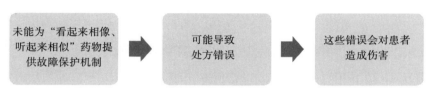

图 13-4　找出关键经验

三、将促成因素转化为经验

结合我们迄今为止遇到的一些病例，看看如何通过简单地转换促成因素来发现经验。

陈先生发生了术后并发症

陈先生接受了开放式根治性前列腺切除术，2 天前从县医院出院。他打电话给诊所寻求建议，因为他呕吐了，现在已经发展为伴有轻微下腹疼痛的水样腹泻。他与执业护士交谈，该护士当天早上刚刚阅读了当地卫生保护机构的简报，通报说县医院暴发了诺如病毒。在没有进一步探查的情况下，护士告诉陈先生，他可能感染了诺如病毒。陈先生又经历了 5 天的腹泻、疼痛和间歇性呕吐，然后再次寻求帮助。他再次入院，并从骨盆中清除了明显的术后血肿。

促成因素：人为因素

一种被称为可用性偏差的认知偏差。

根本原因

据统计，术后并发症比医院获得性胃肠炎更容易发生。然而，实习护士却直接跳到启发式逻辑，诊断出诸如病毒。她承认刚刚读到的那篇文章是她脑海中最重要的东西。

经验

可用性偏差是认知偏差的一种，它可能导致临床错误，因为临床医生最近获得的信息或很容易获得的信息具有过度的重要性，从而扭曲他们的判断。

人因学在医疗保健领域意义重大，因为它将巩固我们对自身实践和个人行为模式的思考和挑战。如果我们要改变医疗文化，为患者创造更安全的环境，了解人为因素及其对医疗互动的影响至关重要。

吉卜林医生和处方错误

哈韦尔先生咨询吉卜林医生 1 型糖尿病的治疗。当他的胰岛素被重复使用时，吉卜林医生在替换哈韦尔的胰岛素时犯了一个错误，导致开出了 2 种不相容的胰岛素的处方——两者都是长效的。这一错误在随后涉及其他 5 名医生的 11 次咨询中被忽视，配药药剂师也没有发现。

促成因素 – 设备因素

IT 完整性 – 没有使用可以防止处方不相容的胰岛素的故障保护系统。

根本原因

胰岛素替代是一项复杂的任务。虽然多种因素发挥了作用，但在这种情况下，值得注意的是，一些 IT 提供商的 IT 系统中确实有一个警告系统，当出现不兼容的处方时，会向临床医生发出警告。如果全科医生和药房的 IT 系统都有适当的警报系统，可能会产生 24 个警报，从而更有可能防止不良事件发生。

经验

在 IT 处方和配药软件中，当开出不兼容的胰岛素类型时，未能提供自动警报，增加了发生处方错误的风险。

当我们审视其他关键安全行业时，在提高安全性方面，大多数最大的进步都来自设备或系统设计。当设备（尤其是 IT 系统）发生不良事件时，必须考虑设备的安全特性是否足够可靠。小的改进会产生影响。IT 发出警报是一个棘手的问题，研究人员称其为"警觉疲劳"，但这不是取消警报的理由。它只是表明，"故障保护"的性质可能需要从警报转变为其他类型的行动（围绕产品责任的法律使 IT 安全系统更加复杂，IT 开发人员因此不愿实施更改，但这是另一回事）。

辛普森医生与深静脉血栓形成

辛普森医生在非工作时间探望一位疑似深静脉血栓形成的老先生。他开出低分子肝素处方，并按照当地社区深静脉血栓管理方案，安排一名地区护士上门进行注射。辛普森医生没有给地区护士留下正确的文件，所以注射无法进行。注射推迟了，在注射前有 24h 的空隙。患者在辛普森医生就诊 48h 后死于肺栓塞，其家人抱怨延迟给予第一剂肝素是导致死亡的原因。调查不支持家庭的说法，但调查发现，就药物治疗的延迟而言，社区的深静脉血栓管理方案没有预料到日间和非日间治疗之间的护理差异。

促成因素 – 任务因素

社区深静脉血栓协议不包括社区护士在非工作时间提供药物的关键指导。

根本原因

在非工作时间，全科医生和社区护士都为县范围内的独立服务工作，与个人实践没有关系。全科医生对护士的指示必须明确地写在药品批准记录上，并应将其留在患者家中。设计深静脉血栓方案的临床医生忽视了这一事实，这就在社区中管理深静脉血栓患者的任务中留下了潜在的风险。

经验

在无法提供全方位支持服务的情况下，专为白天实践而设计的临床协议可能不适用于非工作时间或紧急护理。在非工作时间服务中使用此类协议可能会产生潜在的临床风险并导致临床不良事件。

再一次，经验从促成因素转向患者伤害或风险的发生。根本原因分析调查中的经验只是阐明分析的结果。

让我们最后思考一下婴儿安娜病例的重要经验。

婴儿安娜

金医生对婴儿安娜进行了诊断，认为她患有病毒性疾病。他不确定她是否有过热性惊厥，但认为转诊进行儿科检查不会给她带来明显的好处。安娜在 30h 后死于肺炎球菌性脑膜炎。

促成因素 – 患者因素

脑膜炎前驱期表现（一种严重而复杂的疾病）。

根本原因

脑膜炎是罕见的，安娜在疾病早期出现，没有任何全面疾病的典型特征，因此几乎不可能被发现。

经验

如果脑膜炎出现在疾病的前驱阶段，则可能无法被检测到。

二级经验要点

婴儿安娜死于该疾病的潜在的自然病理过程，因此该患者在战略执行信息系统登记中不符合认定为严重不良事件的阈值。

重要提示

当患者因素是不良事件的主要促成因素时，根据监管机构的规定，可能需要进一步了解患者是否继续符合严重不良事件的标准。

在婴儿安娜的病例中，获取的经验相当有限。大多数使用根本原因分析作为调查严重临床不良事件技术的国家这样做，是因为他们希望发现有助于提高患者安全的经验。因此，监管报告系统最关心的，是找出那些根本原因在于为患者提供服务的整个系统的病例，而不是患者死于

疾病的自然病理过程的病例。当确定主要根本原因是患者因素时，经验的另一个要素可能是病例没有达到在英国国家或地区学习数据库中记录的阈值。在英国，这就是战略执行信息系统。如果有经验与其他非常重要的促成因素相关，那么仍然可以达到阈值，因为记录的目的毕竟是为了改进经验。然而，监管系统不需要系统中大量的"噪声"和我们已经知道的不太可能有用的记录信息。我们已经知道，处于脑膜炎前驱期的儿童可能会被遗漏，所以这个患者并没有真正给我们提供新的信息。出于这个原因，您可能希望与委员讨论做出降低案件级别的选择，以便将其记录在当地并作为当地的经验，但从英国国家记录监管系统中删除。

四、从经验到建议

如果你坚持这一过程，就像经验是从促成因素（根本原因是关键促成因素）开始的一样，建议也是从经验中开始的。与经验一样，建议在原则上非常简单，但很多人都弄错了。

从根本原因分析调查的过程中得到建议很容易。但很多人还是会弄错。

应该很明显，到目前为止，流程每个阶段的值取决于它之前的步骤。如果你前一步做错了，那么下一步肯定也是错误的。如果您正确地确定了经验要点，那么您就已经成功了一半。糟糕的建议可能来自糟糕的经验，但也可能来自未能遵循根本原因分析流程。明确性、可衡量性、可达成性、相关性和时限性（specific、measurable、attainable、realistic、time-based，SMART 分析法）通常用于指良好目标或项目计划的属性。这同样适用于建议——他们应该是符合 SMART 分析法，根本原因分析建议最常失败，因为不具体或不相关。

（一）未能确定自杀意图：建议不具体

一位患者在周一晚上深夜联系了一家非工作时间的服务机构，患者表达了自己情绪低落及想要自残的想法。患者向电话分诊医生保证他不会按照自己的计划行事，会在第二天早上咨询他的全科医生。该患者在周二下午过量服用了致命的药物，没有咨询他的全科医生。非工作时间的全科医生电话录音显示，患者在回答问题时表现出明显的延迟，而全科医生没有记录或注意到这一点。全科医生也没有调查患者的酒精史。随后出现了护理交互问题、促成因素和经验（图 13-5 ）。

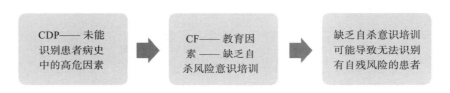

图 13-5　护理交互问题（CDP）、促成因素（CF）和经验

报告提出的建议是所有非工作时间的工作人员都应完成公认的自杀意识课程。

根本原因分析仅显示参与不良事件的全科医生缺乏识别患者是否有自杀风险的意识。没有证据表明提供服务的其他临床医生也同样不知道患者的这一情况。因此，适用于整个服务的建议过于笼统。当然，这可能是真的，但证据难以支持这一点。如果研究者有理由认为整个服务或临床医生群体都有这个问题，那么他们应该做的是寻找支持这一观点的证据。这可以在调查过程中进行，或者更明智地说，缺乏认识和随后进一步收集证据事实上可能成为报告中经验和建议的一部分。最终经验和建议可能如下所示。

经验

- 某医生缺乏自杀意识方面的培训，导致无法识别有自残风险的患者。
- 目前尚不清楚所确定的缺乏自杀意识培训是一个个人的问题，还是更普遍的影响服务。

建议

- 该医生应完成进一步公认的自杀风险意识培训，并应完成经验反思总结，由该服务的临床负责人审查。
- 非工作时间服务应完成对所有临床工作人员的适当调查，以确定服务中是否普遍存在缺乏自杀意识培训的情况。

对于根本原因分析调查员来说，调查是如何完成的并不是真正的问题。作为一名调查员，不必解决所有可能出现的问题；你只需要能够指明前进的方向。当然，如果调查员也是服务负责人，则仍然需要解决该问题，但这将成为一个服务开发问题，而不是调查需要完成的事情。

（二）沟通失败：建议不相关

一名 7 周大的婴儿被发现在一家普通科门诊部，该门诊部附属于一个急症室。婴儿软弱无力，反应迟钝，疑似急性脓毒症。婴儿被迅速转移到急诊复苏室，急诊室护士团队、急诊中心的全科医生和医院儿科登记员对婴儿进行了进一步诊断。儿科登记员试图找到婴儿的静脉入口，但没有成功。与此同时，一名急诊室护士在床头放置了插管手推车、儿科包和口罩。30min 后，儿科登记员放置了一根骨内导管，并将婴儿转移到儿科病房。婴儿后来被插管并转移到儿科专科病房，但在夜间死亡。

在一次患者回顾中，一位儿科顾问询问婴儿是否在早期进行了插管。儿科登记员承认他一直在忙着寻找静脉注射入口。急诊室的护士说，她曾想过要提醒这位医生，但他是新来医院的，两人互不认识，也没有信心能够友好交流。她说，如果是我们熟识的急诊科医生，她会这么做的。这个病例与伊莱恩·布罗米利病例有着强烈的相似之处［见第 10 章"人为因素（一）：改进经验的关键"］，这一点在病例回顾会议上得到了认可。有人指出，该部门护理人员和医务人员之间职位的差距可能导致在安全关键时刻无法进行有效沟通（图 13-6）。

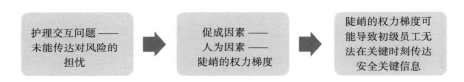

图 13-6　无法进行有效沟通的影响因素

建议：急诊科护理人员参加人为因素培训。

在这种情况下，建议完全忽略了要点。问题不在于员工没有意识到职位差距等人为因素。问题在于职位差距本身。让员工更加意识到职位差距并不会消除它。当然这只是一个开始。在这种情况下，建议需要与已发现的经验更为相关。当英国航空公司意识到职位差距的风险及其可能对机组不同成员之间的沟通产生影响时，他们不仅对所有员工进行了人为因素培训，而且还创造了新的沟通方式。在这种情况下，根本原因分析确定了职位差距可能对安全关键沟通产生影响。该建议应仅与这一问题有关。更相关的建议如下。

建议：急诊部门应调查如何制订可以克服安全关键活动期间工作人员之间的职位差距的沟通策略。

（三）梳理建议

从上面的例子中可以注意到，建议可能是解决某种问题的方案，也可能是对于进一步探讨某个问题的建议。作为一名调查员，应该用专业知识来分析不良事件。应该了解用于解决问题的方案类型，但没有必要为可能发现的所有潜在问题找到解决方案。有些问题过于复杂，甚至可能超出所涉及服务的控制范围。在这种情况下，建议可能只是强调一个需要解决的问题，并利用报告的建议作为完成这项工作的动力。在下一章中，我们将更详细地介绍解决方案设计，但在开始之前，需要正确理解建议的逻辑。它有助于遵循流程，以下逻辑算法可能会有所帮助。请记住，我们之前已经确定了促成因素，因此我们后续的经验要点将倾向于涉及患者、人员或系统和任务。

（四）患者因素的经验和建议

关于不良事件中的患者因素，了解某种疾病的新情况并不常见（图13-7）。因此，从监管角度来看，不良事件通常会被降级，建议提醒员工了解与该情况相关的风险。病例的经验可以成为增强风险意识的有力工具。即使已经了解了经验内容，也应该从习惯、实践和礼仪方面审查当地医生的风险意识水平。

还记得婴儿安娜的案子吗？脑膜炎在疾病的前驱阶段就已经形成，那么极有可能被漏诊。

我们了解到，如果脑膜炎出现在疾病的前驱期，可能不会被检查发现。我们可能会提醒工作人员评估不适儿童的固有风险。然而，如果我们根据英国国家指导审查当地的做法，同时，我记得我们还注意到金医生使用了一种过时的技术，即让其服用对乙酰氨基酚，然后在 1h 内检查安娜的反应，我们可能会发现更有用的经验。英国国家卫生与临床优化

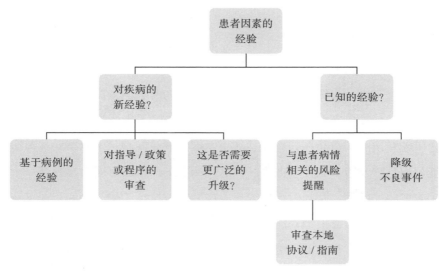

图 13-7　不良事件中的患者因素

护理研究所的指南不鼓励给予对乙酰氨基酚试验剂量的做法。此外，苏格兰校际指南网络的指导表明，在确定有中度败血症或脑膜炎球菌性脑膜炎风险的患者中，建议在 4～6h 进行中期评估。因此，即使您发现了已知信息，也有可能进一步学到新经验，或者通过核查您的服务是否符合惯常做法来进一步保证您的服务。如果你不确定，那么你可以考虑进一步的审计或调查。

　　如果您确实了解了之前未知的情况，那么除了使用基于病例的经验来提高认识外，还应该开始审查任何相关的指导、政策或协议，以确保它们适合该情况。如果你真的发现了目前尚不清楚的病症的一个新方面，就要准备扩大学习范围（图 13-7）。

　　在医疗保健领域，人为因素仍然是一个巨大的潜在风险因素。有效的医疗保健在很大程度上依赖于人们的记忆和正确行事。在其他行业，通过尽可能消除人为因素，安全性得到了改善，但无论好坏，这种选择在医疗保健领域都非常有限。然而，这并不意味着问题无法控制。多年来，存在风险的实践的模式和体系已经形成，部分原因是缺乏对人为因素的意识（也许更合适的是缺乏认识），但也有部分原因是缺乏替代方案来抵消系统最末端的人的易犯错误性。认识人为因素的影响并寻求提高认识和文化、系统或任务设计方面变革的建议可能对患者安全产生最大影响。具体的解决方案将在下一章中进一步讨论，但即使解决方案超出了您的能力范围，认识到需要解决的问题的性质也会让您在提出有效建议方面还有很长的路要走。

根据对人为因素的分析（图 13-8），您可以如下建议。

- 基于病例的经验 – 这可能是个人或团体基于病例的经验，了解特定的人为因素及其对患者安全的影响。

- 审计驱动的行为变化——这可能基于个人或群体。

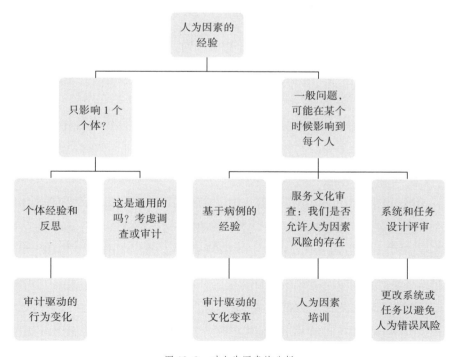

图 13-8　对人为因素的分析

● 审查特定系统或任务，以确定其包含潜在人为因素风险的程度。

基于病例的经验试图提高认识，推动临床医生走向更安全的警示文化。对于患者安全风险而言，这个解决方案不够理想，但它可能会通过添加其他变化而得到加强。

使用审计来挑战个人或临床医生群体的行为或文化可能是推动变革的最有效方法。这是有代价的，需要仔细的计划和执行（见下一章），但它确实有效。这是一种中等强度的患者安全风险解决方案。

在改善患者安全方面，最大的影响来自系统或任务的改变，以消除人为错误的风险。这将在下一章中进一步探讨，但其实质是确定系统或任务在哪些方面过于依赖易出错的人类判断，从而确定是否可以找到替代方法来解决问题。

（五）系统和任务因素的经验和建议

人类只能在一定程度上持续地适应行为。组织医疗服务的方式的改变很可能会带来未来医疗安全方面最大的改善（图 13-9）。这包括研究大型护理系统是如何组织开展的，但也包括密切关注我们所做的最平凡的任务，并确定它们是否包含真正的或潜在的风险。它们是否过于复杂，或者在应用过程中太容易受到个人差异的影响，从而无法始终保持安全？当我们想到更广泛的"系统"问题时，关键是多个临床医生或多个实践提供的服务的协调和交付。创建服务协议（如上文讨论的社区深静脉血栓协议）是小型系统审查和重新设计的一个示例，该协议确保考虑到服务提供中的所有潜在变化。英国国民医疗服务 111 电话服务的创建是另一个极端，是近年来系统性服务重新设计的最典型例子之一。任务是临床医生和越来越多的非临床医生在看到患者或与患者交谈时所做的个人行为。我将非临床医生添加到任务清单中，因为医疗服务的提供与取决于临床医生自身的行为一样，在很大程度上取决于处理服务后勤的管理人员，以及处理信息

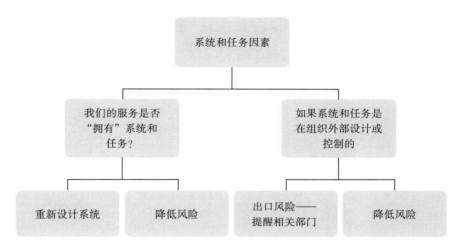

图 13-9　组织医疗服务的方式的改变很可能会带来未来医疗安全方面最大的改善

收集和风险分层（英国国民医疗服务 111）的非临床医生。当我们想到任务时，这包括医疗团队成员所做的任何单项操作。

五、从建议到解决方案

我们以一种通用的方式研究了各项建议，因为正确把握原则并坚持进程是很重要的。建议来源于经验，经验来源于确定的促成因素（其中最重要的是根本原因）。建议可能是已确定经验的解决方案，也可能只是确定解决方案的指令。解决方案设计不是根本原因分析调查的先决条件，因为很明显，有些解决方案超出了调查团队的技术范围或专业知识，或者解决的时间会比想象的更长。虽然提出解决方案不是必要的，但了解解决方案设计的本质很重要。有了具体和相关的建议解决方案，还必须确保解决方案是可衡量的、可实现的和有时限的。这些特性完善了SMART 分析法，您应该努力将其应用于所有建议和解决方案。这些问题会在下一章中讨论。

第 14 章　解决方案设计和不断变化的文化

"可以信赖的组织无法避免不良事件，但他们已经学会了将这些偶然的挫折转化为增强系统韧性的诀窍。"

瑞森 J.（Reason J.），

《人为错误：模型与管理》

（英国医学杂志，2000 年，第 320 期，第 770 页）

在第 13 章中，我们研究了如何提出建议，并确定了如何提出既具体又相关的建议。这是 SMART 分析法的 2 个要素，当您试图根据调查结果提出建议时，考虑 SMART 分析法是非常有用的。在第 13 章中，我们发现，为了提出具体和相关的建议，区分我们的经验来源于哪些类型的促成因素是有帮助的。我们常常将经验要点分为以下几类。

- 患者因素经验：复杂病理学或个体患者生物 / 心理 / 社会因素。
- 人因学：人为因素的经验。
- 系统和任务因素的经验：如何开展服务和执行单个任务。

因此，在这个阶段，我们需要进一步学习和广泛的建议，努力找出不仅具体、相关，而且可测量、可实现和有时限的解决方案。可衡量意味着你必须能够解释你的建议，你必须能够解释它们是否产生了影响。可实现性与您的建议是否是问题的现实解决方案有关。这都是关于解决方案设计的。时限性与服务行动计划有关，从而实现建议。为了叙述清楚，我将按以下顺序解答这些问题。

- 可实现的建议：解决方案设计。

- 可衡量的建议：展示影响。

- 有时限的建议：有效的行动计划。

英国国家患者安全局对其他行业如何管理安全问题的审查揭示了以下安全解决方案设计的基本原则。

- 简化。

- 标准化。

- 最大限度地减少人为因素的可能性。

- 自动化。

- 故障保险。

- 内置冗余。

英国心理学家詹姆斯·瑞森教授在患者安全领域具有高度影响力。瑞森教授在认识到危害控制或"屏障"如何提高安全性，以及相反地控制或屏障中的漏洞如何允许危害发生方面具有特别重要的影响。他开发了著名的"瑞士奶酪"模型，以解释不同屏障中一系列缺口的合流如何导致伤害。将安全解决方案设计原则与屏障机制的理解相结合，对于实现有效的患者安全结果至关重要[1]。

一、防止伤害的屏障

屏障或控制机制是应对已识别风险的有效潜在解决方案。可识别 4 种类型的屏障。

- 人类行为屏障：训练、习惯和实践。

- 行政壁垒：协议和程序。

---

[1] James Reason，*Human error. New York*: Cambridge University Press, 1990.

- 自然屏障：时间和距离。
- 物理屏障：防护罩、面罩、手套和外罩。

解决方案设计原则的应用和对屏障或控制机制的理解有助于设计适宜的解决方案。即便如此，在解决方案强度方面，仍存在公认的层次结构。某些类型的解决方案比其他解决方案要好是因为它们可能产生更大的影响（表14-1）。

表14-1　解决方案层次结构

不理想的解决方案	新政策或指导、员工再培训	主要依靠人为判断的解决方案。由于人类的易错性，他们容易出现各种各样的弱点
中等强度的解决方案	检查表实施，新的协议或程序，减少干扰，减少字形类似、读音类似的药物	迫使人们以更安全的方式行动或减少分心、疲劳，或使用已知高风险药物或程序等已知风险因素的解决方案
强效的解决方案	个体或服务文化的变化。系统或任务设计的变化	改变态度和行为的解决方案。改变整个系统或任务以消除潜在风险

不幸的是，这与不良事件调查中的许多其他方面一样，理解这些原则是一个良好的开端，但当涉及将其应用于实际病例时，事情变得复杂起来。所有这些原则在实践中意味着什么？可实现的解决方案是确定适当的控制或屏障，以减少任何已确定的风险对患者伤害发生的可能性或造成的影响。一旦理解了这些原则，我们就可以使用一种称为屏障分析的技术来帮助我们确定可实现的解决方案。

二、使用屏障分析确定可实现的解决方案

许多屏障分析工具已经存在。下面的工具是我对现有模型的调整（表14-2和表14-3）。如果我们从学习确定根本原因分析中的风险开始，那么解决方案可能会从对现有屏障的改进或创建新的屏障的考虑中出现。

我要强调一下可能的解决办法，因为在某些情况下，没有明显或实际的新屏障。我们正在寻找可实现的服务范围内的问题。涉及超出调查小组范围或专业知识的工作或投资的潜在屏障可能会被"输出"或提交给其他相关部门。

屏障分析工具

表 14-2　从经验中识别风险

特定风险	现有屏障	强　度	屏障改善	新屏障
建议 1				
建议 2				

让我们用一些实际例子来看看这一点。还记得陈先生打电话询问手术后并发症的病例吗？

表 14-3　从经验中识别风险：人为因素

可用性偏差是认知偏差的一种，它可能导致临床错误，因为临床医生最近获得的信息或很容易获得的信息具有过度的重要性，从而扭曲他们的判断

特定风险	现有屏障	强　度	屏障改善	新屏障
在记录病史时，新获得的或容易检索到的信息可能会歪曲判断	个人的注意和判断。使用正式评估过程	微弱的——仅依赖于个人的人为因素	采用标准化的方法记录病史	临床评估模板的使用
建议 1	临床医生应该确保他们记录病史的方法标准化			
建议 2	使用标准化评估模板			

通过将风险限制在医疗史的完整性来明确风险，因为这是案件中可用证据的范围。您可以合理地扩展这一点，说风险存在于整个临床过程中，也包括诊断决策和管理，即使您这样做了，您应该意识到您正在拓

宽您所谓的学习的影响。针对人或人为因素类型风险的屏障通常很弱，因为它们依赖于临床医生的基本培训及他们的注意力和专注力。

请注意，我们仍旧面临着"如何解决问题"这一难点。将"建议的内容"与"如何避免解决方案的潜在障碍"区分开来，因为你认为"如何解决问题"无法实现，你就无法专注于一个显而易见的解决方案。在这种情况下，如果你认为使用标准化的方法记录病史可以防止护士犯认知错误，那么你就发现了其中的 1 个障碍。如果你同时认为，"但我永远无法让我们的员工做到这一点"，那么你就有可能在未仔细考虑之前就驳回这一建议。从解决方案设计的原则来看，这里的主要问题是护士"走捷径"了解病史并直接得出结论。我们受过培训，可以记录包含完整"投诉记录"的正式病史，以防止出现此类错误，因此一个非常简单的解决方案是，提醒护士和所有其他工作人员正确使用标准化的格式记录病史的重要性。有很多方法可以做到这一点。

- 为员工提供信息，如备忘录、通知和海报。
- 基于病例的经验，如病例历史解释加上备忘录、通知和海报。
- 培训课程，可以是线上、线下的形式，可以通用或定制，考核方式可以是否出勤，或者考试是否通过。

前 2 种方法相对容易实现，但它们确实依赖于接受者在很大程度上的自我激励学习。这 2 种方法对敬业管理良好的员工队伍或不太重要的学习点都是有益的。一个更正式的培训课程提供了更大的影响范围，尽管这显然是一个更麻烦的建议。您在提出建议时必须务实，并考虑您提出的解决方案的潜在财务影响。

建议 2 可以克服建议 1 的弱点。你可以使用正式的评估模板，以确保临床医生必须询问一整套评估问题。通过这样做，你可以消除一些与匆忙下结论或走捷径有关的"人为"因素。模板有其自身的问题并面临来自许多临床医生的抵制，但与世界卫生组织（World Health

Organization，WHO）的外科检查表非常相似，如果它们设计良好（并经过修订和改进），它们肯定比仅仅依靠基本培训和人对任务的注意力记录的病史更安全。

您最终的建议可能是这样的，包括"内容"和"方法"（表 14–4 ）。

表 14–4　最终获得的建议

建议 1	临床医生应该确保他们记录病史的方法标准化。从本病例中得出的基于病例的经验，以及强调这种方法如何减少临床错误的经验将与服务中的所有临床医生共享
建议 2	使用标准化评估模板是一个潜在的更强的解决方案。临床负责人将调查在服务中引入标准化模板的可行性

从系统和任务中识别的风险中获得的经验通常有更具体的解决方案，并且可能更容易被解决。在小型服务中创建和实现新的过程和协议相对容易。对于较大的服务，实施的后勤工作变得更加困难，但肯定不是不可克服的（表 14–5 ）。

表 14–5　从经验中识别风险：系统和任务学习

为白天实践而设计的临床方案可能不适用于非工作时间或紧急护理，因为无法提供全方位的支持服务，在非工作时间服务中使用此类方案可能会导致临床不良事件而进行调查				
特定风险	**现有屏障**	**强　度**	**屏障改善**	**新屏障**
深静脉血栓协议缺乏使地区护士能够在非工作时间注射低分子量肝素的程序	个体临床医生的个人知识。非工作时间内的习惯与惯例	微弱的——依赖于个人知识或对知识差距的认识。新的临床医生可能会忽略这一点	修改方案，包括具体的指导和相关表格的创建，使地区护士能够采取行动	临床调试组将引入正式要求，以考虑新的社区治疗方案时的非工作时间要求
建议 1	非工作时间临床负责人应修订社区深静脉血栓方案，包括具体指导和创建相关表格，使地区护士能够在非工作时间临床医生的指导下使用低分子肝素			
建议 2	所有其他社区治疗方案均需由非工作时间临床负责人审查，以确保其在非工作时间内适用			
建议 3	临床负责人与临床调试组分享学习情况，并寻求同意临床调试组的正式引入要求，以在创建新的社区治疗协议时考虑非工作时间要求			

在这种情况下，问题的解决方案相对简单，必须修复协议中的漏洞。建议 2 和建议 3 将在建议 1 之后作为一种常识性策略。一项政策或协议未能识别特定风险的问题必然会引发其他政策和协议是否存在类似缺陷的问题，如果您不考虑这一点，那么其他人会考虑到这一点，所以尝试横向思考时，你会遇到这些类型的问题。

有时，经验可能会导致解决方案超出所涉及的服务范围（表 14-6）。

表 14-6　从经验中识别风险：系统和任务学习

在信息技术系统的处方和配药软件中，如果在开具不兼容的胰岛素类型时无法提供自动警报，则会增加发生处方错误的风险

特定风险	现有屏障	强　度	屏障改善	新屏障
当 2 种不相容的胰岛素类型同时开到处方中时，处方软件缺乏自动警报的功能	临床医生培训和认识	微弱的、多变的人为因素，知识过时或意识缺乏	增强风险意识水平	处方软件中自动警报的开发
建议 1	通过分享从本病例中获得的基于病例的经验，提高对处方风险的认识			
建议 2	要求信息技术提供商在处方模块中开发警报流程			

第一个建议效果不佳，因为即使提高了认识，效果也可能会随着时间的推移而衰减。第二个建议的可行性较好，但它不在服务的控制范围之内。该服务可能会建议采取行动，但不能强迫制造商采取行动。实际上，在这种情况下，信息技术处方警报的问题是一个令人烦恼的问题，因为有证据表明，处方医生患有"警报疲劳"，并且不愿意添加实际上不起作用的警报，这是可以理解的。确切地说，应该如何开发和生成警报超出了调查人员的技术专长，因此需要将发现有效解决方案的风险和责任都向外输出。换言之，需要提醒有关控制机构注意这些问题。

三、可衡量的建议：展示影响

也许最严重的不良事件调查的最大败笔不是分析的质量，甚至不是推荐的解决方案。这是因为未能衡量结果，无法证明结果产生了影响。当外部机构访问某项服务或业务，并就严重不良事件调查进行询问时，他们通常希望看到的只是某项建议已经实施的证据，更重要的是，它已经产生了影响。因此，衡量有 2 个方面：第一个是证明推荐的解决方案已经实施的衡量。第二个更困难一些，是证明这一解决方案产生了积极影响。在您的不良事件文件中创建一个文件夹以包含实施和影响的证据。

（一）衡量各项建议的执行情况

信息共享旨在提高认识、提供新指导或再培训之后采取的行动。

- 个人自我反省：要求直接参与的个人写一份总结经验的个人书面反省材料。自我反省应表明对关键经验要点的认识，但也应说明经验如何对未来实践产生积极影响。保留自我反思的部分，作为实施建议的证据。

- 小组确认：信息可以通过多种方式与实践或大型服务中的群体共享，简单的电子邮件信息或包含修订指导、时事通信、线下反馈或正式培训的备忘录。

- 保留电子邮件副本，包括收件人组。

- 对于一个改进的证据链，还要考虑保持一个读取的记录或确认的日志。更好的是，创建一个定制的确认内容，不仅包括阅读信息，还包括其中的关键经验要点，以及对未来实践的潜在影响。

- 完成正式培训模块的学习解决方案可能受益于获得结业证书，理想情况下，还可以获得及格 / 不及格分数。

后者需要时间和资源来组织和整理。虽然用电子邮件发送一份更新或指导文件非常容易，但很难证明有人读过它，更不用说有人反思过它或可能修改他们的行为了。

流程变更或制度变迁更容易被证明，因为通常会有一个新的政策或流程图，以及一个支持其引入的培训计划。记住在你的证据文件中放入这些文件的副本。在不良事件发生 1～2 年后，以及新流程已经到位时，很难找到将不良事件与实践变化联系起来的文件。

（二）建议的影响：不断变化的文化

证明影响的黄金标准是审计。审计周期很简单。

确定问题 – 确定规模 – 实施解决方案 – 查看解决方案是否有效。

这一周期不仅可以展示其影响，而且也是驱动服务内变化的最佳方式之一，甚至可以改变服务内的文化。

为了改变服务文化，您需要将目标、监督和反馈结合起来。创建或使用临床审计周期提供了一个非常有效的工具来实现这一点。非工作时间和英国国民医疗 111 服务等服务已经承诺定期进行临床审计，此类审计很容易适应临床不良事件后的变化。很少有其他执业机构进行临床审计，但只要有意愿，就可以很容易地引入临床审计，并在创建一种推动文化变革的机制方面获得回报。

过程很简单。

- 确定临床目标（改进安全表格建议）。

- 当前实践基准。

- 制订新的标准。

- 审核并提供反馈。

- 审核并提供反馈。

- 审核并提供反馈。

这个过程简易有效。这确实需要服务负责人做出一些努力和承诺，但了解临床工作经过审核并且收到反馈将改变态度，并最终改变服务中的实践文化。同时，它还为您建议的影响提供了极好的证据。

　　利用这项技术，我在非工作时间服务中实现了显著和持续的行为改变，对患者安全不良事件的发生率产生了积极影响。例如，当我接手这项服务时，我们发生了一系列意外不良事件，其中没有记录用药史，特别是过敏或敏感性是一个因素。一些医生将信息输入临床记录，但没有使用药物模板记录信息，因为这一步是额外的，需要额外花费很长时间。不幸的是，这意味着在未来的咨询中无法自动获得信息。我改变了我们的审计标准，除非全科医生在电脑上完成药品标签，否则会使得他们在审计时不及格。我收到了来自医生的抗议，他们以前的良好审计分数下降了，还有来自我们的审计员的不满，因为他们多了额外的工作需要完成。但是在 6 个月的时间里，在持续的刺激下，他们的行为变得更标准了。数据输入正确，我们每隔几个月发生的不良事件开始减少。最初的审计分数下降情况得到了扭转，并恢复到了变更前的水平，但我们的全科医生现在正致力于更高的护理标准，并将其作为新的服务文化。作为不良事件调查的结果，我们在临床遇到的许多其他方面使用了该技术，并获得了相同的积极结果。

重要提示

　　改变文化是一项艰巨的工作，但这是可能的。

　　当您完成建议并确定如何实现这些建议以及如何衡量这些建议时，您需要确保及时完成这些建议。最好通过行动计划将您的所有经验和建议结合起来。在你所有的努力之后，行动计划将是你工作的结晶，也是你实现目标的工具。

（三）有时限的建议：有效的行动计划

行动计划正是它所说的。正确的关键要素是经验要点和建议。如果您遵循了过去几章中概述的流程，这应该很容易做到。人们有时会纠结的另一件事是行动的时间线。你的行动计划可以很详细，也可以很简单。下面给出 2 个例子，并就时间框架提出进一步建议。您将注意到，这 2 个计划都包括一个确保的过程。由指定的个人负责确保完成行动计划是很重要的。指定的个人应该是服务或实践治理团队的高级成员，治理或服务经理、实践经理或临床负责人。行动计划保证的程度是组织内治理文化和患者安全的关键标志。

记住，从不良事件中学习可能包括建议不良事件在战略执行信息系统或其他监管数据库中降级，也可能包括关于应用诚实义务的指导。理想情况下，这种经验也应纳入行动计划。

1. 简单的行动计划

简单的计划适用于简单的不良事件。如果在一个相对直接的行动中只有一个经验要点，那么你可以选择保持行动计划的简单性（表 14-7）。

表 14-7 严重不良事件行动计划

建议	负责人	由以下人员完成
此处注明了建议的行动	将完成或负责行动的人员的姓名	应完成行动的日期
诚实义务适用吗？	是	否

评价
简要说明诚实义务是否适用。这将取决于调查是否表明服务中的行为更有可能对患者造成伤害——而不是由于患者所患疾病或状况的自然潜在病理造成伤害。如果有疑问，您可以声明职责不明确，但为了公开起见，您将向患者或其代表充分披露调查结果

严重不良事件状态已确认？	是	否

（续表）

评价

简要评价不良事件是否达到英国国家报告的临界值。如果根本原因显然是患者因素，而其他促成因素对最终不良结果的影响很小，则该患者可能被降级（假设它在开始时记录在战略执行信息系统上）

保障	完成者：	日期：
建议完成了吗？	是	否

评价

- 最好说明行动何时完成，并简要说明存在哪些证据来确认实施，以及如何监测影响
- 如果行动尚未完成，请说明原因，以及正在进行的工作。有时候，未能完成一个行动本身就是一种有用的持续学习。委员和监管者将重视诚实——尤其是如果计划失败导致对组织和"B 计划"的了解

2. 综合行动计划

综合计划是首选，尤其是对于外部专员和监管人员而言。这将允许他们通过直接查看行动计划来审查不良事件调查，以了解发生了什么，以及计划了哪些补救措施（表 14-8）。

行动计划的副本可以通过我的网站❶免费下载。

3. 行动完成时间

允许完成一项行动的时间既要充足，又要合理。准确的时限可能会失效，如果有充分的理由，这是可以接受的，但一定要注意这一点，并在证据文件中保留记录。以下是常见行动的合理时限指南。显然，组织越大，实施大规模变革的时间就越长。请记住，对于大型组织来说，可能需要时间将某人从现有工作中解放出来，或者让他们召集必要的支持团队，以使他们能够完成行动，这可能会给建议增加 1 个月的时间，但也应促使需要明确时间安排，以确保行动不会不必要地拖延（表 14-9）。

---

❶　www.PatientSafety investments.com.

表 14-8 审查不良事件调查

不良事件	经 验	建 议	负责人	完成的时间	我们将如何确定实施 / 影响
不良事件简介	经验要点 1	建议行动 1			时事通信，阅读清单，训练日志
	经验要点 2	建议行动 2			服务级别审核等

诚实义务适用吗？是　否
评论：

严重不良事件状态已确认？是　否
评论：

保障：		完成者：			日期：
建议 1		行动完成？	是	否	评价（评论是否需要进一步的控制行动）
建议 2		行动完成？	是	否	评价
建议 3		行动完成？	是	否	评价

表 14-9 行动时限（仅供参考）

行 动	服务规模	时 限
在解决方案不明显的情况下，制订行动建议	小型：< 20 人	1 个月
	中型：20～100 人	1～2 个月
	大型：> 100 人	3 个月
在最终确定建议或行动之前，进行服务审查或调查	小型：< 20 人	1 个月
	中型：20～100 人	2～3 个月
	大型：> 100 人	4 个月

（续表）

行　动	服务规模	时　限
实施服务变革——增强意识，不需要正规培训的新程序	小型：＜ 20 人	2 个月
	中型：20～100 人	4 个月
	大型：＞ 100 人	6～8 个月
实施需要正式员工培训的服务变更	小型：＜ 20 人	3～4 个月
	中型：20～100 人	4～6 个月
	大型：＞ 100 人	8～12 个月
通过有针对性的审计或定制培训推动服务改进或文化变革	小型：＜ 20 人	6 个月
	中型：20～100 人	12 个月
	大型：＞ 100 人	18～24 个月

　　表 14-9 中的时限可能看起来太长了，但实施改变远比想象的要困难，因为没有理由让自己失败。最好是将估计时间限度延长并尽早交付，而不是低估而使计划失败。您应该考虑由治理保证负责人定期或通过定期治理会议对进度进行的临时评估，其中该计划可能是议程上的一个常设项目，直到完成它。

　　完成行动计划是您调查的最后一个积极过程。现在你所要做的就是把你所做的写下来。下一章的主题是撰写清晰而有说服力的报告。

第 15 章 撰写报告

撰写严重不良事件调查报告应该是一个简单的过程。毕竟，这只是一个收集所有证据和结论，并将其连贯组合以便问题可更加直观地呈现。报告模板的存在使撰写报告更加便利，该模板将报告分解为遵循调查过程的整齐有序的部分。然而通常会出现以下错误。

- 错误识别关键术语。

- 遗漏报告的关键内容。

- 护理交付问题和促成因素被混淆。

- 根本原因与所描述的不良事件没有明确的联系。

- 报告的要点很难理解。

- 报告读起来很"繁重"。

- 报告理解起来很困难。

上面列出的前几个错误通常是由于未能理解根本原因分析的原则却仍继续进行调查和报告。培训将减少术语错误的风险，按照本书和其他资源中概述的流程进行操作，将有助于更好地分析问题的根本原因、经验和建议。但是，即使调查进行得非常好并且结论准确，仍然很难产生可读的报告，一份对读者来说很容易理解的报告。对于不太熟悉根本原因分析模型的读者来说尤其如此，这包括大多数人，包括许多医学同事，尤其是患者及其代表。

英国国家患者安全局（NPSA）为根本原因分析研究人员提供了优质的资源，包括报告模板和根本原因分析指南。这可以在 www.nrls.npsa.nhs.uk 上找到。您可以使用一套报告模板来组织您的调查结果，并且遵循 NPSA 格式的主要原则很重要，因为一份被期望的医疗保健报告由此组成。即使这些模板大有用处，但仍然我建议您不要简单地剪切和粘贴模板并添加组织徽标。因为一些变化和补充将使报告更具可读性，特别是对于那些对根本原因分析调查知之甚少的人。举一个简单的例子，根本原因分析是一项发现经验而不是"责备"的调查。结果不言而喻，这个事实在临床治理精神中得到了充分体现。就单字面而言，这个事实并未在标准报告模板中规定。不幸的是，许多阅读根本原因分析的人，特别是患者或其家属，并不完全熟悉现代临床治理理念。自我安慰式的期盼常常支配着他们的意识，他们渴望通过阅读一份报告会告诉他们谁应对亲人的死亡或受伤负责。我使用"责备"这个词，是指人们通常理解的严厉谴责或批评的意思。因此，在许多读者看来，根本原因分析的报告可能是一种掩饰。

即使您与亲戚坐在一起并解释说您将进行调查以获取经验而不是责备之后，问题可能并不会因此得到解决。在报告中解释根本原因分析的原则并不一定会让读者认为这不是粉饰，但肯定会有帮助，特别是对于更有经验的读者来说。

本章将介绍根本原因分析报告编写的以下方面。

- 八条简单规则：报告编写基础。
- 报告格式：必备和应有的格式。
- 叙述风格：流畅，讲得通。

一、八条简单规则：报告编写基础

- 用第三人称撰写。
- 为普通非专业人士的读者所写。
- 避免使用专业术语，并解释所有缩写词。
- 让所有员工和患者保持匿名。

- 避免使用负面的描述词。

- 使用证据，并在你的分析中引用。

- 你可以根据概率平衡做出判断或推测。

- 展示你的解决办法。

用第三人称写作是一种经典的技巧，它从一个没有直接参与的人的角度讲述所发生的事情。"在某一天，一名患者出现在诊所，医生为其看病。发生了下列不良事件……"

有一句稍显过时的格言是，报告的写作风格应该为"Clapham 综合巴士上"的人所理解。我不知道什么是现代意义上的 Clapham 综合巴士上的人，但尽量保持句子简短，避免多个从句或子句。如果您必须使用专业术语或涉及复杂的程序，请注意，如果在报告正文中对其进行完整解释，可能会破坏报告的完整性，可以考虑用术语表、脚注或附录来解释技术问题。

可以使用缩写词，但第一次使用时需要对其进行解释。这包括医学缩写，如血压、颈静脉压力（jugular vein pressure，JVP）和血氧饱和度。这会使考试中逐字记录的副本难以阅读——再次思考脚注或参考词汇表。如果包含了关于检查结果的技术信息，您需要对其进行限定，换言之，您需要解释检查结果是代表正常状态还是异常状态。

你可以询问患者或其家属他们希望在报告中如何阐释。所有其他员工和第三方均应匿名。通常为员工分配字母表中的字母。明确被记录的身份。不要使用职员姓名首字母，因为很容易从姓名首字母猜出身份，并且出于同样的原因，尽可能避免使用特定于性别的代词。更可取的说法是"A 医生取了血样，然后他们把它送到接待员那里处理……"而不是"A 医生取了血样，然后他把它带到接待员那里。"

报告必须公正、公开，不得损害患者或工作人员的利益。如果某人做了不恰当的事情并且您认为这代表了不良做法或行为，请不要使用如"差"和"不合标准"之类的术语来表达您的意见。而是将已完成的工作与应该或可能已完成的工作进行比较（请记住避免事后聪明式偏差）。例如，如果在与孩子会诊后记录的笔记因为没有包括所有的临床结果而看起来很差，你可以这样表达"值得注意的是，临床笔记没有记录呼吸频率、毛细血管充盈时间或体温""他们也没有提到是否存在脑膜炎或皮疹的迹象。将这些发现纳入临床记录通常被视为最佳做法"。

在可能的情况下，使用证据来验证任何评论或意见。如果患者有特定情况，那么根据英国国家卫生与临床优化护理研究所或苏格兰校际指南网络的相关指导方针（如果可以），并通过标准的医学参考文本或在线资源（例如牛津教科书……如全科医生的笔记本，而非谷歌）。

在分析发生的不良事件时，你需要解释证据。有时你会发现有证据表明该不良事件存在冲突，或者需要判断证词的合理性。根据你所掌握的证据，形成所谓的平衡判断是合理的。如果你认为某事更有可能发生，你可以在概率的平衡上做出判断。当你这样做的时候，重要的是要意识到平衡判断或推测判断是分析中潜在的弱点。对评估过程中出现的认知偏差等人为因素的判断通常是推测性判断。当一个人不得不在没有事实的情况下权衡证据时，就会在权衡利弊之后做出判断。例如，在婴儿安娜的病例中，金医生没有在笔记中记录一些关键的发现。然而，在采访中，他说他检查了安娜的皮疹和脑膜炎症状，并检查了毛细血管充盈反应，但由于时间紧迫，他只是忽略了记录。人们可以相信或质疑金医生，也可以认为证据不足。实际上，我查阅了金医生其余的检查，注意到他在安娜身上记录了一些生命体征，而且父母已经确认进行了检查。总的来说，似乎有理由相信，金医生检查了体温、脉搏和呼吸频率，他还观察到了其他关键症状，如没有皮疹或脑膜炎。

这里的关键点是，在报告中，我解释了我的判断是在权衡利弊之后做出的，也解释了为什么我愿意相信金医生在这个问题上的观点。换言之，我展示了我的思维能力。有人可能不同意我的判断，但因为他们可以看到我是如何得出结论的，所以我的报告是公开的、诚实的，而不是隐瞒事实。

二、报告格式：必备和应有的格式

英国国家患者安全局建议采用表 15-1 中的报告格式。

表 15-1　报告格式

标题页	执行摘要
主要报告	• 不良事件描述和后果 • 调查前风险评估 • 背景 • 委托任务范围 • 调查级别 • 患者和亲属的参与和支持 • 相关员工的参与和支持 • 收集的信息和证据
发现	• 不良事件年表 • 不良事件探测 • 显著做法 • 护理和服务交互问题 • 促成因素 • 根本原因 • 汲取的经验 • 调查后风险评估
结论	• 建议 • 共享经验的安排 • 分配单 • 附录 • 行动计划

　　该格式非常出色，因为它复制了根本原因分析调查的过程，涵盖了本应解决的所有问题，是一种非常有技术性的格式。如果我们还记得根

本原因分析的起源，作为一种主要由工业制造商和航空航天行业开发的解决问题的工具，我们可以想象一小群管理者和技术专家在消化研究结果时明智地点头。行业内的根本原因分析报告并非供公众使用，其格式不易理解并且术语对非专业读者来说完全不熟悉。然而，在医疗保健领域并非如此；报告将不仅会由相关服务的治理团队查看，还可能由一大批其他人员查看，其中大多数人都没有接受过根本原因分析原则方面的培训。他们不熟悉术语，除非他们定期审查技术或法律调查报告，否则格式会显得陌生。此外，如上所述，"寻求经验而不责备"的原则是报告的基础，但并未说明。因此，许多非专业读者可能会对报告的结论感到困惑，因为他们希望找到对所爱的人造成的死亡或伤害负有责任的人。基于系统故障或可理解的人为因素的根本原因并非他们所期望的。这并不是说它的格式是错误的，只是需要一些背景知识来让它有意义。我的做法是在报告中添加上下文注释，以确保所有读者至少有机会了解报告目的和目标背后的原则。

具体如何做到这一点，取决于个人偏好和风格。我建议在执行摘要之前，在第一页加上"简介"。在其他高级别报告中，执行摘要是一种叙述，其中既包括报告背景的概述，也包括调查结果的总结。根本原因分析执行摘要只是调查结果的总结列表。因此，这可能是一份报告的一个相当突然的开始，特别是对那些不熟悉这种格式的人来说。导言可以缓和这一点，给读者更清晰的理解。下面是可以有效地添加到报告中的序言类型的一个例子。

介绍

本报告是一份根本原因分析报告，按照英国国家患者安全局（NPSA）和英国国家医疗服务体系（NHS）制订的原则进行。

根本原因调查目的

英国国家医疗服务体系强调，要认识到严重不良事件调查的目的是为个人或组织确定学习机会，以防止不良事件的复发。2015年修订的指南强调，需要"将注意力集中在识别和实施可防止严重不良事件再次发生的改进上，而不仅仅是完成一系列任务"。

（英国国民医疗服务体系，患者安全领域，英国国民医疗服务体系严重不良事件框架：支持积累经验，预防再次发生，2015年3月）。

根本原因分析调查不是纪律调查，也不是为了谴责或批评参与患者护理的个人。违反专业或服务水平的行为将通过本报告之外的适当渠道进行报告和处理。

根本原因分析可能会在患者接触服务的过程中发现护理或服务交互问题，从学习角度来看，这些问题可能很有价值，但这些问题可能与不良事件的最终结果没有因果关系。尤其是在患者的病情复杂或病情严重的情况下。

某些原则的确立

为了确保调查和报告原则的明确性，提出以下几点。

消除偏见

严重不良事件调查的一个关键原则是消除调查人员的偏见。英国国家患者安全局为研究者制订了指南，强调了尽可能消除2种常见偏见的重要性——结果偏差和事后聪明式偏差。

结果偏差意味着知道患者遭受了意外的重大伤害，会使研究人员倾向于认为错误一定是在治疗过程中发生的，这会影响对护理相关人员的判断。

　　事后聪明式偏差意味着知道由于漏诊或错误诊断而导致的有害结果，可能导致研究者相信，在不良事件发生时，可能为相关临床医生提供线索的证据具有明显和明确的意义，而事实上这种情况很少发生。

　　在这次调查中，我们尽一切努力尽可能客观地看待现有的证据，并运用先见之明而不是事后聪明的原则。换言之，考虑到当时可用的信息，人们能否清楚地预见或预测最终结果，或者能够预测可能会发生的重大损害？

匿名

　　通常的做法是在严重不良事件报告中保持工作人员和患者的匿名性，因为这些报告可能在卫生社区内广泛共享。

专业术语

　　报告遵循根本原因分析调查中使用的标准流程。在适当情况下，解释所有专业术语和缩写。

　　描述调查结果的某些专业术语需要解释。

　　护理/服务交互问题：这些问题的发生可能会对结果产生影响。这些问题是本不应该做的事情，或者是应该做但没有做的事情。

　　促成因素：这些是可能导致被确定为护理或服务交互问题的过错或疏忽的潜在因素。

　　患者因素：这是一种促成因素。它代表了对患者潜在医疗状况可能影响最终结果的程度的考虑。

　　根本原因：就最终结果而言，最重要的是促成因素。

三、叙述风格：流畅，讲得通

一份好的根本原因分析报告是通过故事叙述展现全貌的。仅仅列出发生的事情和你的最终结论难以清晰地呈现出不良事件原貌。如上所述，展示您的分析是如何进行的，以及结论是如何得出的是很有帮助的。这确实需要一些文学技巧，即使你觉得自己已经掌握了这一技巧，还是强烈建议请一位"挑剔的朋友"阅读你的报告，以"感觉检查"并校对。叙述中的一个常见错误是将对所发生不良事件的描述与解释其原因的评论或分析结合起来。在描述不良事件时尤其如此。让不良事件描述尽可能精简，只对事实不良事件进行叙述。下面的摘录是一个不能做的事情的例子。

> 下午 4:30，A 医生在家里留下了一张依诺肝素的处方，告诉家人他会给地区护士留言，让他们去看望。A 医生应该给地区护士留下一份授权书，让他们有权进行注射，但他们是新手，不知道需要这样做。上个月，A 医生与临床领导进行了一次入职培训，该问题已涵盖，并由 A 医生签署。下午 4 点 40 分，A 医生在探视车上打电话给协调员，请一位地区护士探视。地区护士于下午 6:45 到达，但由于没有授权书，他们无法注射。

在这个例子中，包括了 A 医生应该做的事情和他们的归纳的细节，这些都是对所发生事情的描述。在可能的情况下，对所发生的事情的描述仅限于纯粹的事实。不要用评论或分析来修饰，这将在报告后面介绍。

调查应该遵循一个合乎逻辑的过程，调查的一个阶段自然过渡到下一个阶段。报告也是如此。报告的各个部分看起来应该是流畅的，但如果有很多解释或叙述，那么其中一个部分可能会突然出现，会让读者感到突兀。通过加入解释报告关键章节的连接句子或段落，并说明它们与前面章节的连接方式，可以将这种影响降至最低。

列入一个题"为值得注意的做法"的章节是一个挑战，然而因为它有可能对患者和亲属造成冒犯导致我常常将它选择性忽视。当亲人去世时，如果看到调查人员选择将患者在预约时间的 10min 内就诊视"为值得注意的做法"，这似乎是一种侮辱。如果有值得注意的做法，首先要保证这些做法确实值得人们注意，其次要以敏感和建设性的方式解释。让某人检查这一部分，为你不是简单地赞扬某项服务的工作而作证。对那些在繁忙的临时护理诊所工作的人来说，按时出诊似乎是件值得注意的事，但冷静思考，就不那么值得注意了。

四、揭示分析

根本原因分析的"工作"很大一部分是进行分析，以确定护理交互问题、促成因素和根本原因。在标题为"调查结果"的章节中，列出了这些要素，报告通常只提供调查结果的要点列表，很少或根本没有解释结论是如何得出的。在报告中增加章节，准确解释如何得出结论是有帮助的。根据所涉及过程的复杂程度，这些内容可能会被分解到报告的相关章节中，也可能形成一个单独的章节，也可能被添加为附录。揭示分析不仅能让你提供一个调查的"故事"，让报告可以被更好地阅读和流动，还须确保你的报告是公开和诚实的，并且读者可以看到你是如何得出结论的。这是一种更具挑战性的方法，但通常会有效果。

五、样本报告：处理护理提供问题、促成因素和根本原因

下面是如何处理根本原因分析报告中关键要素、护理交付问题、促成因素和根本原因的示例。该样本并不打算作为一个确定的模型，但它是一个可以进行深度分析的例子，也是一个可用作叙事风格的例子。

主要报告

婴儿安娜的病历之前已有描述——金医生对婴儿安娜进行了检查，并诊断其患病毒性疾病。安娜后来死于脑膜炎。

发现

护理和服务交互问题

英国国家患者安全局承认并建议使用一种叫作"变化分析"的工具来帮助识别护理提供中的问题。该工具已以修改后的形式用于评估 A 医生在对婴儿 A 进行临床评估时的表现。

变化分析包括将任务分解为其组成部分，然后确定任务的每个元素是否在不良事件中完成。如果某项任务的某一部分未按预期完成，则将进一步评估该遗漏与最终结果的相关性。

我们希望回顾 A 医生对婴儿 A 所做的临床评估。我们知道，英国国家卫生与临床优化护理究所为所有英国临床医生编制了一份关于评估 5 岁以下发热儿童的指导文件。本文件确定了评估发热儿童的一些关键参数，预计发热儿童的评估应包括英国国家卫生与临床优化护理研究所指南中涵盖的所有参数。因此，英国国家卫生与临床优化护理研究所指导参数形成了一个有效的模板，可以根据该模板确定在实践中遇到的任何变化的评估。

六、英国国家卫生与临床优化护理研究所关于变化分析工具的发热评估指南

表 15-2 将临床评估与 2013 年英国国家卫生与临床优化护理研究所关于 5 岁以下儿童发热疾病管理的指南进行了比较。英国国家卫生与临床优化护理研究所的指南是蓝色的。

表 15-2　2013 年英国国家卫生与临床优化护理研究所关于 5 岁以下儿童发热疾病管理指南的临床评估

英国国家卫生与临床优化护理研究所指南	实际发生的不良事件	发生了变化吗（是 / 否）	什么 CPD 导致了这个不良事件	评　论
1.2.1 儿童疾病危及生命的特征				
1.2.1.1 首先，医护人员应识别任何直接危及生命的特征，包括气道、呼吸或循环受损，以及意识水平下降。[2007]	• A 医生注意到孩子在哭，并询问了皮肤外观——排除了可能暗示循环衰竭的斑点的存在。 • 没有证据表明意识受损，严重呼吸衰竭或循环衰竭	否		• 通过对呼吸、循环和意识的评估来确定直接威胁生命的疾病 • 在本病例中，111 医生和全科医生的医疗记录都证实这孩子是清醒的和有反应的

以下是英国国家卫生与临床优化护理研究所推荐的评估患儿的 5 个关键标准。该指南被称为"交通灯"，依据症状严重程度分为绿色、琥珀色和红色，进一步的行为取决于取决于主要症状描述符合的颜色

症　状	绿　色	琥珀色	红　色	实际发生的不良事件	发生了变化吗？是 / 否	什么 CPD 导致了这个不良事件？	评　论
颜色（皮肤、嘴唇或舌）	正常颜色	父母 / 护理者报告面色苍白	灰白 / 斑驳 / 灰色 / 蓝色	111 的记录显示患者没有黄疸。A 医生评论说，他们确实评估了 A 的颜色，在评估了 A 对乙酰氨基酚剂量的效果后，效果更好	是		证据表明，A 医生评估了 A 的颜色，没有评估了 A 的颜色特征。临床记录不包括皮肤颜色，这是一个遗漏

229

（续表）

	英国国家卫生与临床优化护理研究所指南		实际发生的不良事件	发生了变化吗（是/否）	什么CPD导致了这起不良事件	评 论
活动	• 对社交暗示反应正常 • 满足/微笑 • 保持清醒或很快醒来 • 强烈而正常的哭泣/不哭	• 对社交暗示无正常反应 • 没有微笑 • 只有在长时间的刺激下才会苏醒 • 活力下降	• 对社交暗示无反应 • 医护人员判断似乎患病 • 不醒或被唤醒后无法保持清醒 • 微弱、尖锐或持续的哭泣	• 111 的注释说明，患者并非跛行、软弱无力和（或）无反应，唤醒患者者没有困难。A医生表示，他们观察到A在检查时有反应正常 • 家长们确有反映A很累，并说A医生很难评估A的反应，因为当时已经是深夜了	是		有证据表明活动水平在绿色或琥珀色范围内。A医生记录临床记录没有记录活动水平，这是对最佳实践的偏离，是一种遗漏
呼吸	• 鼻翼扇动，气短：年龄6—12月龄呼吸频率>50次/分；年龄>12月龄呼吸频率>40次/分 • 血氧饱和度95% • 胸部湿啰音	• 气短：呼吸频率年龄6—12月龄>60次/分 • 中度或严重的胸部收缩		• 111 的记录指出，患者在检查时正在呼吸，并没有为呼吸而挣扎。A医生的记录显示，患者的呼吸频率为40次/分，检查时没有鼻凹陷或鼻翼扩张，胸部听诊清晰 • A医生表示，经进一步评估，呼吸情况有所改善	否		这些症状和体征并不表明有任何明显的呼吸困难，确定的呼吸频率在正常年龄的正常范围内

（续表）

	英国国家卫生与临床优化护理研究所指南	实际发生的不良事件	发生了变化吗（是/否）	什么 CPD 导致了这不良事件	评 论
循环血量和含水量	• 心动过速：年龄＜12月龄，脉搏频率＞160次/分；年龄12—24月龄，脉搏频率＞150次/分；年龄2—5岁，脉搏频率＞140次/分 • 毛细血管充盈时间≥3s • 黏膜干燥 • 婴儿饮食不良 • 排尿减少 • 皮肤和眼睛正常 • 黏膜湿润 • 皮肤肿胀减轻	医生通过记录患者的湿尿布来考虑患者的水合状态。患者的心率为170次/分。这可能是由于他的初始体温为38.7℃。A医生建议检查毛细血管充盈时间，但没有记录	是		临床记录表明对循环进行了评估。注意到一个升高的脉冲，在红绿灯量表上是琥珀色。最好的做法是包括一步的做法，包括毛细血管充盈时间和黏膜的外观。A医生表示，他们观察到了这一点，但没有记录在案。这是一个遗漏
其他	• 年龄3—6月龄，体温≥39℃ • 发热≥5天 • 强直 • 肢体僵硬或关节肿胀 • 肢体无负重/不使用肢体 • 没有琥珀色或红色的症状/体征 • 年龄＜3月龄，体温≥38℃ • 非褪色皮疹 • 囟门高突 • 颈项强直 • 癫痫持续状态 • 局部性神经系统体征 • 局灶（部）性发作	在这种情况下，患者的体温为38.7℃，服用对乙酰氨基酚后体温降至38.3℃。尽管A医生有记录，但111的记录表明在第一次就诊时没有脑膜炎的证据	否		温度在正常可接受的年龄范围内。尽管A医生没有记录在案，但111的记录就诊时没有脑膜炎的证据

七、变化分析

变化分析表明，在对婴儿 A 的评估中遵守了英国国家卫生与临床优化护理研究所指南的所有方面。在临床评估中如果识别出了红色特征通常需要儿科转诊。如果发现琥珀色特征，如果临床医生确定了发热的可能原因，可以考虑家庭治疗。在病例中，A 医生相信他们已经确定了发热是由病毒感染引起。

在记录婴儿 A 的颜色和活动水平的详细信息方面，笔记中存在遗漏。此外，虽然 A 医生明确评估了患儿的活动水平，并记录了脉搏和温度等关键参数，但包括毛细血管充盈时间和黏膜外观在内的全部观察均未被记录。A 医生曾表示，他们确实将毛细血管充盈时间作为评估的一部分，但未能将其记录在笔记中。

未能按照英国国家卫生与临床优化护理研究所的建议记录所有观察结果可被视为构成护理交互问题的疏忽。然而，来自其他临床记录和 A 医生的陈述的证据表明，他们充分考虑了婴儿 A 的临床状况，并根据可靠和客观的证据制订了符合英国国家卫生与临床优化护理研究所总体指导的管理计划。即使 A 医生没有记录所有的观察结果，很明显，他们观察了婴儿 A 的外观和活动水平，并考虑了她的水合状态，没有记录被视为当前最佳做法的所有信息，但这对他们晚上的最终决定没有任何影响。

八、未咨询儿科意见

虽然 A 医生对婴儿 A 的总体评估似乎是恰当的，但仍存在管理问题。父母表示，有人建议可能需要参考儿科医生意见，然后被商定的计划取代，即给予对乙酰氨基酚并在诊所进行监测。还应注意的是，A 医生对热性惊厥做出了初步诊断，在临床记录中指出了这一点，并向父母提及。

A 医生建议他们对此进行考虑，并怀疑这是否是真正的诊断结果，但似乎还没有就此做出最终决定。

目前的英国国家卫生与临床优化护理研究所指南包括关于热性惊厥管理的指南，建议出现第一次热性惊厥的儿童应转诊至儿科。

提交人已证实，当时没有当地同意的替代指南，儿科医生将接受对热性惊厥儿童的转诊。

值得注意的是，父母可以选择转诊到儿科病房，但这是 3 种可能的选择之一。

未能咨询儿科医生似乎是一个"护理交互问题"。换言之，这是对最佳做法的遗漏或偏离。

必须明确的是，如果一名发热的儿童可能有热性惊厥，那么将其转诊给儿科医生不会导致自动入院。儿科医生通常会对儿童进行评估，然后对其进行数小时的监测。如果确定了感染源，并且孩子病情稳定，他很可能被送回家。

然而在这种情况下，我们其实难以了解事件全貌，如果婴儿 A 被转诊给随叫随到的儿科医生会发生什么。她在检查中似乎没有任何其他明显的"危险信号"。考虑到婴儿 A 似乎处于疾病的相对早期阶段，没有脑膜炎或严重脓毒症的明显迹象，很难预测她在医院是否有所好转并被送回家，或者她是否引起了足够的关注而因此被留在医院，从而使她的严重病情更早得到注意。值得注意的是，婴儿 A 在第二天早上由她自己的全科医生检查，并在检查后留在家中（见下文）。尽管如此，未能转诊给儿科医生必须被视为一个护理提供问题。

（一）护理交互问题概要

总之，确定了 2 个护理提供问题。

- 次优记录。

- 诊断为潜在热性惊厥后未转诊儿科服务。

第一个护理交互问题虽然对 A 医生来说是一个有用的经验要点，但并不被认为是重要的，因为它不太可能对最终结果产生影响。

（二）护理和服务交互问题

- A 医生的医疗记录保存低于推荐标准。
- 有未咨询儿科意见的情况存在。

九、促成因素

英国国家患者安全局为促成因素提供了一个分类框架，其中列出了不同类别的潜在促成因素，这些促成因素可能解释护理交互问题的根源或与不良后果直接相关。

必须考虑的另一个因素是英国国家患者安全局所说的"患者因素"。这包括考虑患者出现的潜在疾病的性质和复杂性。在本例中为脑膜炎。

2014 年，脑膜炎研究基金会公布了在一般实践中诊断和治疗的指导性说明。在指南的绪论中有如下评论："然而，如果患者就诊于脑膜炎或败血病的早期前驱期，则可能无法将其与患有轻度自限性疾病的患者区分开来"[1]。前驱期伴有发热、恶心、呕吐、不适和嗜睡等症状。

作者考虑了评估时是否存在疾病进展阶段的其他特征。值得注意的是，婴儿 A 的心率（170 次 / 分 vs. 正常上限 150～160 次 / 分）和呼吸频率（40 次 / 分 vs. 正常上限 30～40 次 / 分）升高。值得注意的是，这位母亲回忆说，婴儿 A 的脚很冷，非常虚弱；然而，这并没有被 A 医生的回忆所证实。

---

[1] Meningococcal Meningitis and Septicaemia Guidance Notes: Diagnosis and Treatment in General Practice, 2014, p. 2 www.meningitis.org, accessed 1 Aug 2016.

值得注意的是，A 医生回忆说，在给婴儿 A 注射了一剂对乙酰氨基酚后，检查了婴儿 A，尽管他们没有记录下来，但注意到了体温略有下降，呼吸频率和心率也有所下降。

考虑到没有任何其他因素可以表明患者患有脑膜炎，也没有任何败血症的危险信号，同时考虑到 A 医生指出的临床症状的改善，作者得出结论，婴儿 A 在 A 医生检查时确实可能处于疾病的前驱期。A 医生有合理的理由相信婴儿 A 在评估时患有非特异性，可能是病毒性疾病，作者认为 A 医生或任何其他全科医生在评估时都不可能诊断出脑膜炎或败血症。如上文所述，在这种情况下出现的惊厥可能是儿科转诊的理由，但其本身并不表明患者存在脑膜炎或败血症。

因此，脑膜炎 / 败血病疾病的本质，以及当疾病隐匿地出现并在前驱期进行评估时，形成明确诊断的极端困难，本身就是此次不良事件的重要促成因素。

十、未能转诊儿科服务：人为因素分析

在本例中，A 医生曾一度认为婴儿 A 可能有热性惊厥。在进一步审查后，我们认为这是不太可能的，因为没有明确的描述表明真正的抽搐，而父母注意到的颤抖可能是与发热相关的僵硬。目前还无法判断婴儿 A 是否有抽搐，但很清楚的是，A 医生并没有完全解决这个问题。我们已经确定，未能解决这一问题并将其交给儿科医生是本案的一个促成因素。我们能从不良事件的这一方面进一步了解到什么呢？

对 A 医生行为的深入分析包括从 "人为因素" 分析的角度探究他的行为。英国国家患者安全局和其他患者安全组织已经认可了许多不同的理论框架，可以用来审查人类临床决策。在这个病例中，作者使用了 "情境意识" 和 "认知偏见" 的概念来考虑这个病例。我们相信，这些概念

的使用使我们能够识别与关键决策相关的某些重要人为因素，所有临床医生都可以从中学习。

态势评估包括 3 个意识层次。

- 知道发生了什么。

- 知道这现在意味着什么。

- 知道这意味着将发生什么。

任何等级都可能发生意识缺失。让我们考虑一下这个病例（表 15-3）。

表 15-3　不良事件的态势评估等级与评价

态势评估等级	不良事件	评　价
知道发生了什么	• 进行了全面的病史查询和检查 • 给出诊断	• A 医生知道婴儿 A 有感染，有一些不正常的生命体征，并有寒战有可能是抽搐也可能不是
知道这现在意味着什么	• 婴儿 A 服用了解热药，并在诊所进行了 1h 的监测	• A 医生知道异常的症状和潜在的惊厥，表明感染比平时更严重
知道这意味着将发生什么	• 父母可以选择在诊所检查后回家，也可以在场外进行儿科检查 • 如果有需要，提出安全网建议以寻求审查	• A 医生知道检查结果可能是由于更严重的感染，但相信他们的评估和管理计划已将严重感染的漏诊风险降低到可接受的水平

我们可以看到，A 医生在 1 级和 2 级时具有良好的态势评估水平。然而，在 3 级时，他们似乎已经完全意识不到婴儿 A 的症状可能意味着什么。

事后来看，我们现在知道，父母注意到的脉搏和呼吸频率升高，以及嗜睡可能是感染性休克发展的早期迹象。父母描述的颤抖可能是抽搐。事后来看，我们现在知道，在 A 医生初步评估 1h 后复查婴儿 A 的情况明显改善，这是误导，并提供了婴儿 A 没有明显不适的虚假保证。

人因心理学告诉我们，由于我们处理信息的方式中存在固有的弱点，我们往往会失去态势评估意识，这在技术上被称为认知偏差。在面对复杂或困难的决定时，有多种认知偏差可能会影响临床医生。在这种情况下，可能存在 2 种认知偏差，即确认偏差和赌博概率。

临床医生倾向于通过识别症状和体征的模式最终完成诊断。培训和多年的经验使临床医生能够非常快速地进行评估，事实上，在紧急情况下，我们依靠临床医生进行快速评估和决策。当临床患者变得更复杂时，就更难对症状模式进行快速评估，因为在更复杂的患者中，不同病情之间的症状和体征有更大的重叠。在这种情况下，许多轻微感染中出现的常见和相对较轻的症状与一些轻微和较严重感染中常见的中等症状有很大重叠。

确认偏差的条件是倾向于根据大多数证据形成对病例的评估，然后通过高估可证实初始评估的证据和低估与初始评估相矛盾的证据来确认初始评估。

因此，确认偏差是导致临床医生高估的潜在原因，心率升高可能是由于发热而不是由于早期感染性休克。

确认偏差也可能导致临床医生错误地相信体温读数或脉搏频率的微小改善，因为这将证实感染是轻度感染而不是严重感染。A 医生评论说，由于发现时间太晚，很难评估婴儿 A 的警觉性水平。这也可能代表了一种偏见，将证明可能不是轻度疾病的证据最小化。

另一种被称为"赌博频率"的认知偏见增强了确认偏见的倾向。这是一种受以下事实错误影响的趋势，例如，绝大多数发热儿童都会有轻微疾病，除非他们有明显的"危险信号"迹象表明感染严重。虽然这在一般情况下是正确的，但在个别情况下是错误的保证，因为它不排除个别情况是规则的例外。

在本病例中，作者认为 A 医生竭尽全力地判断和评估了婴儿 A 的症状，并保持了几乎完全的态势评估，但是，事后来看，他们失去了态势评估的一个关键要素，该要素与婴儿 A 的状况的潜在后果有关。这导致他们在疾病早期没有强迫父母接受转诊进行儿科检查。这种意识的丧失可以归因于一种称为认知偏差的人类心理因素——特别是确认偏差和赌博频率。

作者没有因为这种失误而批评 A 医生，而是认为这些失误是导致严重败血症和脑膜炎等疾病在临床实践中难以诊断的非常人性化的因素。

通过提高对这些因素的认识，作者认为，其他临床医生可能会通过学习那些可能会导致他们犯错误的人类思维偏差类型，以尝试提高他们自己的态势评估水平。

促成因素

- 人为因素：A 医生的态势评估丧失和认知偏差。
- 患者因素：脑膜炎前驱期的表现。

1. 根本原因

在这种情况下，我们确定了 2 个重要的促成因素。

- 个体临床医生因素：认知偏差。
- 患者因素：前驱期出现的脑膜炎 / 败血症。

很明显，在这种情况下，A 医生有机会将婴儿 A 转到儿科服务。虽然已经叙述了合理的理由，但他们认为没有必要进行转诊。事后总结，我们知道这个决定是错误的，但后见之明不是预见，作者认为，在相同的情况下，相当多的全科医生可能形成了相同的意见，并以几乎相同的方式处理案件。

无人可以未卜先知，不能预料如果 A 医生将婴儿 A 转诊给儿科医生之后会发生什么。鉴于婴儿 A 的症状和体征是前驱疾病的症状和体征，当时似乎进展缓慢，婴儿 A 可能在观察一段时间后被送回家。值得注意的是，尽管不在本次调查的范围内，但婴儿 A 的全科医生在第二天对她进行了诊断。然而，很明显，她在医院观察期间病情可能进一步恶化，及时的治疗可能会改变最后的悲惨结局。

总的来说，在作者看来，在这个患者中最重要的因素是婴儿 A 发展成一种相对缓慢的脑膜炎 / 败血症形式，并且在诊断时她处于前驱期。由于每天急诊全科医生接诊的发热婴儿数量非常高，因此不可能区分脑膜炎前驱期儿童和因病毒或细菌感染而发热的儿童。

我们的最终结论是，这一非常悲惨的不良事件的根本原因是婴儿 A 出现的潜在疾病的性质，即婴儿 A 出现在严重疾病的前驱阶段，没有足够的迹象或症状来识别或预测真正的潜在诊断。

2. 根本原因

- 患者因素：脑膜炎前驱期的表现。

十一、总结

制作报告时您可以有自己的风格，但请记住所提供的常见陷阱和技巧。解释的深度将与不良事件的性质成正比。有些案件需要在报告中做更多的解释，与家属和专员保持良好的联系会为您提供线索。报告需要全面而不是公式化，因此，如果您认为有必要修改或调整报告的内容或格式，请不要因为害怕而放弃。

如本书所述，更多的病例、根本原因工具和样本报告可访问我的网站（www.PatientSafetyInvestigations.com）进行浏览查阅。

附录 术语介绍

Act 过错：本不该做的事情——错误或偏离最佳做法。

Belief revision bias 信念修正偏差：当出现新证据时，倾向于不充分地修正信念——与确认偏差有关。

Bias blind spot 偏见盲点：倾向于认为自己的偏见少于他人，并注意到别人的偏见。

Care delivery problem 护理交互问题：在临床咨询或提供临床护理期间发生的与最佳做法或方案（过错或疏忽）的错误或偏差。

Cognitive bias 认知偏差：倾向于根据错误的逻辑做出决定，从而导致判断错误。

Compassion fatigue 同情疲劳：由于反复暴露于人类痛苦而失去同理心或同情心的倾向。

Confirmation bias 确认偏差：通过高估支持决策的信息和低估与之相矛盾的信息来确认现有决策的倾向。

Congruence bias 相合性偏差：只通过直接测试来检查假设 / 诊断，而不是考虑其他假设 / 诊断的倾向。

Doctor–patient dissonance 医患失调：作者根据不良事件调查提出了新的"危险信号"。临床医生做出的诊断或处方不能使患者信服或放心。这应该是一个可能发生错误的线索，并应提示您需要修改诊断或管理计划。

你可能没有弄错，但仍然需要做好复查工作，有备无患，防患于未然。

Dr Pepper approach　Pepper 医生方法：作者提倡的安全表格方法。在评估和制订管理计划后，问自己 Pepper 医生的问题——"可能发生的最坏情况是什么？"这就产生了第 4 级的态势评估（见第 11 章）。根据对最坏情况的预测，包括漏诊或替代诊断，制订安全表格的建议。

Dunning–Kruger effect　邓宁 – 克鲁格效应：能力欠缺者容易高估自己的技术水平 / 能力。专家可能低估了他们的能力。在快速发展的现代医学世界里，人们很容易在没有意识到的情况下，在某些领域变得不熟练，并坚持认为我们知道自己在做什么。

Expectation bias　期望偏差：根据信息的来源，而不是其内在价值来判断信息的价值的倾向。

Framing effect　框架效应：根据信息的结构，倾向于从相同的信息中得出不同的结论。例如，如果父母以冷静或实事求是的方式描述孩子的严重症状，我们可能会忽略这些症状。

Frequency gambling　赌博概率：根据有积极结果的其他类似案件的发生频率来做出风险判断，而不是依靠与有关具体案件有关的证据的倾向。

Hindsight bias　事后聪明式偏差：相信结果是可预测的倾向。

NPSA　英国国家患者安全局：一个准自治政府机构，于 2012 年废除。目前归属于英国国民医疗服务体系中的患者安全领域。

Omission　遗漏：本应做但未做的事情——错误或偏离最佳做法。

Outcome bias　结果偏差：根据结果，而不是通过行为本身的是非曲直来判断行为的倾向。

Patient factors　患者因素：可能部分或全部导致不良临床结果的促成因

素，这些不良临床结果可归因于患者的潜在病理学或行为因素。

RASCI　可能涉及严重不良事件的多个机构之间的合作模式。组织包括负责任的、负责解释的、支持的、咨询的或知情的。

Root cause　根本原因：在最终不良结果方面最重要的促成因素。确保您了解最终的不良后果是什么。

Scope　范围：报告所考虑的情况范围。这可能仅限于与接触单一服务的患者。如果与案件有关的某些因素被认为是不相关或不可访问的，则可以排除这些因素。

Service delivery problem　服务交互问题：向临床服务提供后勤支持的过程中出现的错误或偏离最佳做法或方案（过错或疏忽）（管理错误）。

Situation awareness　态势评估：描述对现在发生的不良事件的重要性的认识，以及这些不良事件在不久的将来可能如何进展的模型。

Skill, Rule, Knowledge（SRK）　技能、规则、知识：拉斯穆森提出的一个模型，经过合理修改，用于描述人类学习新任务的方式，以及人类可能犯错误的方式。

STEIS　战略执行信息系统：严重临床不良事件的英国国家报告数据库。

Terms of reference　委托任务范围：调查类型、目的、时间范围和总体目标的说明。对于根本原因分析，它通常是过程本身的描述，因此通常在报告中省略。在根本原因分析中，范围比委托任务范围更重要。